Enceinte

je me sens bien avec

la Sophro

Les séances proposées dans ce livre se retrouvent dans le CD offert et les liens numériques renvoyant à une page SoundCloud. Vous pouvez retrouver un récapitulatif des pistes audio au chapitre 7 de cet ouvrage.

Les « Avis de la sage-femme » ont été rédigés par Corinne Husson Audinet, sage-femme, sexologue et formatrice. Elle exerce en libéral à Verrières-le-Buisson.

Avertissement

L'auteur et son éditeur ne peuvent assumer une quelconque responsabilité du fait des informations qui sont ou ne sont pas contenues dans cet ouvrage. Les conseils écrits ne dispensent pas d'une consultation si besoin, il y a donc lieu de s'adresser à un médecin ou à un thérapeute pour traiter un problème particulier.

Conception de couverture : Primo & Primo
Illustration de couverture : © Shutterstock / il67
Photographie de l'auteur : © Carlotta Forsberg
Création graphique et mise en page : Marthe Oréal - SMARTHE
Enregistrement et mixage : Wild Times Record / Augustin Bretillard

22, rue Huyghens, 75014 Paris
ISBN : 978-2-2264-4267-3
www.albin-michel.fr

CLAUDINE GRANGER

Préface du Dr Pierre Feltain

Enceinte

je me sens bien avec la Sophro

Albin Michel

À toutes les mamans et futures mamans

SOMMAIRE

PRÉFACE

Ce livre est important car il ne délivre pas seulement des conseils ponctuels. Il permet un accompagnement de la future maman pour l'aider à être « actrice » de sa maternité.

Sophrologue-hypnopraticienne, forte de son expérience personnelle et au contact des futures mamans, Claudine Granger se propose de développer nos capacités physiques et mentales, souvent insoupçonnées, pour réagir de façon consciente et contrôlée face à des situations qui ne sont pas toujours celles que l'on avait envisagées. L'objectif est d'aider les femmes à être le plus sereines possible dans ces moments essentiels de leur vie.
Ce livre donne des outils et des clés pour y parvenir au mieux. Loin de se substituer aux préparations des sages-femmes, il faut le considérer comme un apport complémentaire.

Les bienfaits de la sophrologie mis en lumière par Claudine Granger

Claudine Granger présente ce qu'est la sophrologie, science de la conscience humaine (« *Ut conscientia noscatur* » : Afin que la conscience soit connue), les principes et les bénéfices que l'on peut en tirer. Elle y décrit comment arriver à gérer son stress, parvenir à lâcher prise. Il ne s'agit pas de tout maîtriser, mais de pouvoir réagir de façon positive à un événement potentiellement générateur de stress et donc d'en être soi-même un acteur.
La sophrologue prodigue également des conseils pour développer la capacité d'élaborer des pensées positives à toutes les étapes de la grossesse, de l'envie d'un enfant à l'accouchement, ainsi qu'après le « retour à la maison ».

Un livre et un excellent accompagnement de la maternité

Au fil des chapitres, au fur et à mesure que se déroule la grossesse et que l'on se rapproche de la naissance, on y apprend comment arriver mentalement et physiquement au seuil de la naissance dans de bonnes dispositions et dans un

état d'esprit positif, qui permettent de développer cette confiance en soi pour bien vivre cette expérience.
Grâce à ce livre, les femmes ne « subissent » pas leur grossesse, ce qui les aide à prendre du recul si tout ne se passe pas comme elles l'avaient imaginé.

D'autres aspects plus physiologiques comme l'alimentation, la respiration, le sommeil, les petits maux de la grossesse sont abordés. Donnant des conseils pratiques, ils viennent compléter l'apprentissage de la gestion des émotions.

La méthode de Claudine Granger est au croisement de plusieurs disciplines dont les points communs sont la conscience, la pensée positive et le contrôle ; leur objectif est donc de parvenir à une certaine sérénité.

Un véritable bénéfice pour l'entrée en parentalité

En tant que gynécologue-obstétricien, j'ai pu, depuis ces nombreuses années d'exercice, constater à quel point les patientes ayant expérimenté ces états dans le cadre de leur préparation vivaient mieux, non seulement leur grossesse et l'accouchement, mais aussi leur entrée dans la parentalité. La fréquence des consultations en urgence était diminuée et la relation à leur bébé, moins empreinte d'inquiétude.
La prise en charge par l'équipe de maternité ainsi que les relations avec le personnel dans son ensemble étaient également facilitées.

Ce livre trouvera donc sa place auprès des futures mamans, mais aussi des équipes en maternité.

Dr Pierre Feltain
Gynécologue-obstétricien à la maternité
de l'hôpital privé d'Antony (Hauts-de-Seine)

INTRODUCTION

Bienvenue dans cette merveilleuse aventure qu'est la pratique de la sophrologie !

Je suis ravie de partager avec vous une expérience de presque trente années qui m'a permis de vivre mes trois grossesses avec un très grand optimisme et une belle énergie.

Sophrologue, relaxologue, praticienne en méditation de pleine conscience et hypnothérapeute, j'ai conçu ce programme en m'appuyant sur mon expérience professionnelle en cabinet, l'accompagnement de futurs parents en séances individuelles, ainsi que sur ma pratique dans une maternité de la région parisienne, au sein d'ateliers de groupe.
Toutes ces belles rencontres avec les futurs parents, les retours enthousiastes des obstétriciens et des sages-femmes m'ont donné envie de transmettre mes connaissances.

Ces premiers pas dans la pratique sophrologique seront peut-être pour vous les prémices d'un entraînement assidu et durable, motivé par les bénéfices qu'elle vous apportera. Et cet apprentissage continuera d'être utile dans votre quotidien quel que soit l'âge de votre enfant. Il donnera à votre vie une autre dimension, riche et structurante.
Le désir d'enfant et la grossesse représentent le moment idéal pour prendre soin de vous, vous offrir des pauses et découvrir ou redécouvrir la tranquillité, l'équilibre et l'harmonie.
La pratique de la sophrologie vous donnera un autre regard sur votre rôle de parents et la maîtrise de vos émotions, vous offrira une meilleure connaissance de vous-mêmes et vous permettra de développer l'art d'être des parents épanouis et calmes.
Je vous propose de vous accompagner dans chaque étape de votre grossesse jusqu'à votre retour chez vous, mais aussi si votre souhait de devenir parents tarde à se réaliser.

La sophrologie est une méthode de plus en plus présente en milieu hospitalier et reconnue par les médecins ; elle est élaborée à partir d'exercices suffisamment simples pour les reprendre en toute autonomie. Vous pourrez facilement l'intégrer à votre vie quotidienne en profitant de chaque opportunité pour vous recentrer et retrouver votre calme.

Ces exercices sont basés sur :
- la respiration ;
- le mouvement ;
- la conscience du corps et son relâchement ;
- la détente du mental ;
- des visualisations positives.

Des séances audioguidées – disponibles sur le CD ainsi qu'en version numérique grâce aux QR codes ou aux liens URL – vous aideront à vous connecter à votre corps et à vos sensations, à vous détendre, à habiter votre corps et à l'écouter attentivement. Ces séances faciliteront la pratique et l'intégration de ce programme, conçu pour vous guider pas à pas. Chaque trimestre sera détaillé avec des exercices adaptés à vos besoins du moment.

Si vous êtes dans l'attente d'une grossesse, l'apprentissage du lâcher-prise et l'orientation vers des pensées positives vous seront une aide précieuse.
Enceinte, vous apprendrez jour après jour à vous détendre et à établir un lien privilégié avec votre bébé, à sentir ce qui se passe dans votre corps, à vivre la présence de votre bébé, à vous impliquer pleinement durant la naissance de votre enfant et plus tard dans son développement.
Les futurs papas pourront bien sûr profiter de tous ces bienfaits pour vous entourer, vous soutenir et se préparer, tout comme vous, à vivre au plus près l'évolution de la grossesse et la présence de leur enfant.
Vous trouverez également en fin de chapitre les questions qui me sont fréquemment posées. J'espère que les réponses apportées répondront à vos attentes.

La meilleure manière de comprendre et d'intégrer la sophrologie est de la vivre avec le corps. Elle se pratique, s'expérimente au quotidien. Elle agit sur la globalité de chacun.
Chaque grossesse est différente, chaque femme la vit à sa manière. Quelle que soit la façon dont vous vivez cette attente, l'activation de vos ressources personnelles et les moyens dont vous disposerez vous donneront les clés d'accès à toutes vos capacités et à toutes vos ressources.

Alors, prête pour l'aventure ?

> « Un des plus beaux jours de la vie et peut-être le plus beau de toute notre existence, est celui où la naissance d'un enfant ouvre notre âme à des émotions qu'elle ignorait encore hier. »
>
> *Joseph Droz*

CHAPITRE 1

LA SOPHROLOGIE POUR VIVRE MA GROSSESSE EN TOUTE SÉRÉNITÉ

Avant de commencer votre entraînement, voici quelques notions théoriques pour vous permettre de mieux comprendre l'origine de cette pratique issue d'anciennes traditions comme le yoga, la philosophie zen et l'hypnose.
Vous pouvez si vous le souhaitez accéder directement aux chapitres sur la pratique, néanmoins ces quelques éléments vous éclaireront sur la progression de la méthode et sur ce qu'est la sophrologie.

On confond très souvent sophrologie et relaxation. Si l'aspect détente est présent dans la pratique, elle n'en représente que la base. La sophrologie est bien plus que cela ! C'est une vraie discipline.

Qu'est-ce que la sophrologie ?

La sophrologie est le fruit du travail d'un professeur de médecine, le docteur Alfonso Caycedo, neuropsychiatre colombien qui en a établi les fondements en 1960. Dès son origine, la sophrologie a tout naturellement trouvé sa place dans les maternités, pour permettre aux femmes d'approfondir l'apprentissage de la respiration et de la relaxation et de s'initier à la préparation mentale.
Son efficacité auprès des patientes et sa simplicité de mise en œuvre lui ont permis de s'imposer dans les années 1980.

Étymologiquement, le mot « sophrologie » se décompose comme suit :

- *sos* : équilibre, harmonie ;
- *phren* : esprit, conscience ;
- *logos* : étude, science ;

La sophrologie désigne donc l'étude de la conscience et des moyens qui permettent d'obtenir l'équilibre de l'esprit. On la définit comme une science de la conscience, une philosophie qui invite à porter un nouveau regard sur la vie.

Ce qui fait la force d'action et d'application de la sophrologie réside aussi dans le fait qu'elle prend sa source dans de nombreux domaines :

- la philosophie (Hegel, Heidegger, Merleau Ponty) ;
- la psychiatrie (Biswanger, Minkowski) ;
- la psychologie (Freud, Jung…) ;
- la neurologie (système nerveux central, vigilance, réflexes) ;
- l'hypnose (Charcot, Erickson…) ;
- le yoga ;
- le zen.

Elle est également un art de vivre grâce à son action positive et thérapeutique sur la santé.

Toutes ces explications vous permettent peut-être d'imaginer, déjà, tous les bienfaits que cette pratique pourrait vous apporter dans votre vie quotidienne.

Ses applications sont nombreuses :

- elle permet de développer nos capacités personnelles et d'améliorer la vie quotidienne en apportant des réponses aux périodes de stress, à l'anxiété, aux angoisses, aux troubles du sommeil, aux problèmes de concentration, aux phobies… ;
- elle peut accompagner les grands changements ;
- elle se distingue des autres disciplines par l'infinité de ses champs d'application. Adaptable à toutes les activités humaines, elle convient aussi bien à l'enfant qu'à l'adulte ;
- elle regroupe des techniques qui abordent toutes les composantes du stress, à savoir les tensions physiques, mentales, les causes, les comportements face à tous les facteurs stressants.

Cette méthode scientifique et psychocorporelle ne cesse d'évoluer. Elle ne remplace pas la préparation classique, mais vient simplement la compléter et l'enrichir, en donnant du sens au vécu de la grossesse et au moment fort de la naissance.

En pratiquant cet entraînement de manière autonome et personnelle, vous deviendrez actrice de cet événement majeur de votre vie de femme. Vous serez pleinement active, vous pourrez vous impliquer et vivre ce moment avec une « conscience augmentée », tout comme le futur papa.
La sophrologie fait généralement l'unanimité auprès des futurs parents, elle donne une tout autre dimension à cet événement fort de la vie du couple.

La vie avec un enfant est parfois agitée, faite d'imprévus et de questionnements, d'émotions fortes. Être à l'écoute de ses ressentis représente une force supplémentaire pour apaiser ce tumulte émotionnel et retrouver une certaine objectivité.

L'avis de la sage-femme

Parmi les différentes méthodes proposant des outils pour se préparer à la naissance d'un enfant, la sophrologie permet aux parents de se projeter en toute sérénité sur les événements et émotions de ce moment particulier de la vie du couple. Et, en cas de difficultés, d'être prêts à les vivre en confiance.

En synthèse, la sophrologie s'intéresse donc à la conscience et à son développement. Elle est en quelque sorte une science de la conscience, une « conscience augmentée ».
Le cerveau est le maître d'œuvre de la conscience, pleinement présente dans toutes les cellules du corps : la pratique de la sophrologie vous apprend tout simplement à élargir votre conscience pour vivre différemment et être plus présente aux événements, avant, pendant et après votre grossesse.

Quels sont les niveaux de conscience en sophrologie ?

Vous vous questionnez peut-être sur la conscience. Pour la définir simplement, c'est la connaissance immédiate de votre propre activité psychique, qui s'oppose donc aux moments durant lesquels vous êtes inconsciente.

En sophrologie, nous définissons trois niveaux de conscience qui représentent des variations quantitatives de vigilance :

- la **conscience ordinaire**, celle que vous vivez au quotidien, celle qui vous permet de vous sentir équilibrée ;
- la **conscience pathologique**, qui est déstructurée et se caractérise par des altérations psychologiques ;
- la **conscience sophronique** que l'on appelle également « nouvelle conscience » et qui vous oriente vers un état de détente agréable. C'est le moment durant lequel votre cerveau est en rythme Alpha, juste au bord du sommeil (voir p. 19). Dans ce niveau de vigilance, vous pouvez encore parler, vous êtes parfaitement consciente.

C'est précisément ce dernier niveau de conscience que vous allez apprendre à mettre en place en toute autonomie, celui privilégié par le travail sophrologique car vous êtes beaucoup plus réceptive que dans votre état de veille habituel.

L'ensemble des pratiques sophrologiques s'appuie donc sur le niveau de conscience que l'on appelle « sophroliminal », qui vous place entre la veille et le sommeil. Ce niveau de conscience permet un travail sur l'imaginaire, notamment en visualisant des situations à venir, qui font peut-être naître en vous une certaine appréhension, mais que vous pourrez ensuite envisager de façon très positive.
Il s'agit d'une préparation mentale qui oriente la personne vers plus de positivité et d'optimisme. Elle est très utile pour la préparation à l'accouchement. Durant le troisième trimestre de votre grossesse, je vous inviterai à la pratiquer régulièrement.

Vous savez déjà parfaitement vous placer dans ce niveau sophroliminal puisque vous expérimentez ce niveau de conscience chaque jour, tout naturellement au moment de vous endormir ou au moment de votre réveil.
Cet état particulier permet une grande réceptivité des informations perçues. La capacité de sentir et de percevoir est renforcée, vous mettant ainsi au plus près de ce qui se passe dans votre corps, de votre bébé et de vos ressentis.

Ce niveau de conscience est facilement et rapidement atteint par la relaxation, et sa pratique fait partie des premiers exercices proposés dans ce livre. Rassurez-vous, tout le monde peut y parvenir !

La technique est simple : il s'agit de faire un « balayage » de chaque partie de votre corps et de poser une intention de détente physique sur chacune de ces zones. Cette « lecture » du corps est une invitation pour la future maman à intégrer son schéma corporel et à l'accepter tel qu'il est, avec toutes les transformations provoquées par la grossesse.
La fermeture des yeux est la porte d'entrée qui favorisera la concentration et la détente musculaire de chaque zone du corps ; le relâchement mental suivra inévitablement cette détente corporelle. Et si garder les yeux fermés n'est pas agréable pour vous, pas d'inquiétude, vous pouvez vous détendre les yeux ouverts, il vous faudra juste un peu plus de temps.
Cette phase de descente vers le niveau sophroliminal, semblable au premier cycle du sommeil, s'appelle la « sophronisation ». L'état inverse, lorsque vous remonterez doucement vers l'état de veille ordinaire, se nomme état de « désophronisation ».
Il sera possible avec quelques mouvements doux des mains, des pieds et d'étirement de tout le corps, jusqu'à l'ouverture de vos yeux.

Entre la phase de sophronisation et celle de désophronisation, le travail peut être intense et profond. Il s'accompagne de visualisations ou d'intentions qui seront activatrices et orientées vers vos objectifs et vos buts à atteindre.

Le témoignage de Lucie, 27 ans

Je me suis rendu compte que je ne me sentais pas à l'aise lorsque je fermais les yeux. En gardant les yeux ouverts, les visualisations étaient moins précises mais j'étais plus détendue. Petit à petit, à mesure que je pratiquais, mes yeux se sont fermés d'eux-mêmes, et je n'ai plus été mal à l'aise.

Comment fonctionne mon cerveau ?

Pour mieux comprendre ce qui se passe durant les moments de détente, voici quelques précisions sur le fonctionnement de votre cerveau.

- Votre cerveau préside à toutes vos fonctions biologiques, il est aussi responsable de toutes vos actions, de vos pensées, de vos faits et gestes. Il a des capacités infinies.
- C'est un organe extraordinaire qui fonctionne par cycles.
- Les échanges d'informations entre chacune de vos cellules provoquent l'émission de courants électriques faibles : ce sont les ondes cérébrales.
- Le rythme de ces ondes varie selon votre activité :
  - lorsque vous êtes dans une période de plein éveil, c'est généralement votre cerveau gauche qui prédomine. Vous êtes alors dans un **rythme Bêta** (14 à 21 cycles/seconde) ;
  - lorsque vous avez les yeux fermés et que vous vous trouvez dans une position confortable, vos hémisphères cérébraux fonctionnent ensemble, dans une harmonie parfaite. On appelle cela le **rythme Alpha** (7 à 14 cycles/seconde). Cet état est très proche de l'état d'éveil, il s'active lorsque vous prenez une position de relâchement ;
  - pendant la phase de sommeil léger, votre activité cérébrale ralentit encore, vous entrez dans le **rythme Thêta** (4 à 7 cycles/seconde) ;
  - en période de sommeil très profond, vous entrez dans le **rythme Delta** (en dessous des 4 cycles/seconde).

Le rythme Alpha est donc celui qui apparaît spontanément dans la pratique de la relaxation. Durant cette phase, lorsque vous êtes enceinte, votre bébé profite pleinement de votre détente et vous récupérez.

Lorsque votre cerveau fonctionne en parfaite harmonie :

- vous gagnez en concentration et en mémoire ;
- vous gérez mieux les états de stress et les états émotionnels ;
- vous créez des habitudes plus positives.

Ce rythme vous offre une meilleure perception de tous vos sens, vous êtes plus à l'écoute de votre intuition, votre mental interfère moins et vos choix sont plus justes, plus intuitifs. L'intuition est souvent votre meilleur guide, elle vous offre la faculté de connaître des informations qui sont en dehors de votre champ de perception habituel.

Plus vous vous détendrez, plus vous deviendrez familière avec ce niveau Alpha et plus vous en tirerez des bénéfices précieux pour améliorer votre santé, vous fixer des objectifs et les réaliser.

Puisque nous évoquons le cerveau, j'en profite pour vous donner la liste des quatre facteurs qui jouent un rôle déterminant dans sa construction :

- l'hérédité ;
- les propriétés du milieu intéressé (interactions, hormones, neuromédiateurs) ;
- l'environnement (le milieu utérin, puis les informations sensorielles et culturelles que l'enfant reçoit après la naissance) ;
- l'interaction du dynamisme vital et du milieu.

Deux périodes sont essentielles pour la formation de cet organe : les premières semaines de la vie intra-utérine et les deux premiers mois de la vie.

Les scientifiques s'accordent pour démontrer que l'état d'esprit de la future maman, son comportement et son alimentation en début de grossesse jouent un rôle extrêmement important sur toute la vie cérébrale de l'embryon.

L'accompagnement de la grossesse par la sophrologie vous offre les conditions nécessaires pour adapter au mieux votre attitude et vos pensées.

Les principes fondamentaux de la sophrologie

Pour donner du sens à votre entraînement, voici les quatre grands principes de base sur lesquels s'appuie la pratique de la sophrologie :

Le vécu du schéma corporel

Tout passe par le corps. La conquête de nos pensées et de nos émotions passe aussi par lui. La notion de schéma corporel intègre la représentation mentale du corps, sa forme, les sensations et les sentiments qui lui sont liés.

La conscience du corps vous amène à la conscience de vous-même. Le corps a une histoire, il est le lieu de tout votre vécu : intime, familial, social… Le schéma corporel désigne la représentation mentale interne que vous construisez de votre corps à chaque expérience que vous vivez.
Intégrer et accepter les changements progressifs liés à la grossesse fait partie des étapes fondamentales de ces neufs mois : prise de poids, rondeurs du ventre, gonflement des seins… Les divers exercices qui nous relient à nos fonctions sensorielles visent à une représentation plus fine du schéma corporel (volume, forme et taille), mais aussi de ses sensations, qu'elles soient intéroceptives (perception du monde intérieur, de son organisme), extéroceptives (perception du monde extérieur) ou proprioceptives (la façon dont nous nous situons dans l'espace : position, attitudes et mouvements de nos membres). Ces perceptions sont renseignées par nos cinq sens.
La conscience de soi, « le sentiment » du corps, contribue à plus de sérénité mentale et de confiance vis-à-vis de tous ces changements.
Des liens entre sensations, perceptions et motricité se créent. Ils permettent de sentir, ressentir et vivre le corps tel qu'il est.
La sophrologie permet une meilleure maîtrise du corps, des gestes et des déplacements durant la grossesse, ainsi qu'une bonne posture et une meilleure compréhension des sensations lors de l'accouchement.
Cette connexion au corps, soutenue par un état d'esprit positif, facilite la mise en place du lien mère-enfant et le vécu harmonieux de la grossesse et de la naissance. Grâce à ce lien, vous retrouverez aisément votre forme après l'accouchement.

Le principe d'action positive

Les intentions positives dirigées vers le corps, qu'elles soient sous forme de mots, d'images ou de sensations, se répercutent vers le mental et inversement. Ce principe consiste à reconnaître et à valoriser les aspects positifs de votre vie, il favorise votre optimisme.
Une future maman épanouie aura toutes les chances de vivre une grossesse sereine. Votre état d'esprit a une influence sur votre corps, il peut lui faire du bien, le soigner et développer son potentiel. Votre bébé sera lui aussi plus calme et plus serein.

La sophrologie vous apprend à vous voir telle que vous êtes vraiment, avec vos qualités et vos défauts, et non pas telle que vous vous imaginez. Vous vous ouvrez ainsi à de nouvelles possibilités. Vous devenez plus confiante et plus créative, plus réaliste aussi. Nous pourrions appeler ce processus « la somatisation positive ».
Alors un seul mot : po-si-ti-vez !

Le principe de réalité objective

Ce principe consiste à être le plus objectif possible par rapport à soi, aux autres et à son environnement. En évitant les jugements de valeur et en considérant les choses telles qu'elles sont.
L'état modifié de conscience appelé niveau sophroliminal (cité plus haut) permet une vision plus étendue de ce que nous vivons. Ce regard différent nous oriente vers des solutions, des possibilités jusqu'alors impossibles.
Cette vision des choses plus réaliste permet une meilleure adaptation, le dépassement de certains blocages et l'amélioration de nos relations avec notre entourage.
Le principe de réalité objective vous fait vivre votre grossesse telle qu'elle est, et vous permet de réaliser que ce qui motive vos choix n'est pas forcément votre raison mais vos peurs, vos envies ou toute autre émotion.
Sénèque disait : « Ce n'est pas parce que les choses sont impossibles que nous n'osons pas, mais parce que nous n'osons pas qu'elles sont impossibles. »

Le principe d'adaptabilité

Cette capacité d'adaptation facilite le processus de changement et vous prépare pleinement à votre parentalité : vous adapter à tous les changements (physiques, physiologiques, émotionnels…) générés par votre grossesse, apprendre à y réagir avec créativité tout en conservant un point de vue positif.
La sophrologie est une discipline qui, en contribuant à instaurer un climat de bien-être et de détente, trouve parfaitement sa place durant la grossesse, période de profonds changements physiques et psychologiques ; période de doutes, de peurs, dont celle, quasi universelle, de l'accouchement.

La méthode est élaborée à partir d'exercices simples basés sur :

- la respiration ;
- la conscience du corps et son relâchement ;
- la détente du mental ;
- des visualisations positives.

Vous pourrez facilement l'intégrer à votre vie quotidienne en profitant de chaque opportunité pour vous recentrer et retrouver votre calme.

La période du désir d'enfant et de la grossesse sont des moments opportuns pour prendre soin de vous, vous offrir des pauses, et découvrir ou redécouvrir la tranquillité, l'équilibre et l'harmonie.
Votre bébé est très sensible à votre état émotionnel, il appréciera votre sérénité intérieure et sera probablement plus calme.

Sophrologie et méditation : différences et similitudes

Ces pratiques sont toutes deux issues de techniques orientales très anciennes, faisant appel à la concentration et à des supports attentionnels divers et variés et leurs champs d'application s'élargissent de plus en plus. Elles mènent toutes deux au changement et à une meilleure connaissance de soi, à un meilleur équilibre physique et psychique.
Elles invitent à une pratique régulière pour une plus grande autonomie.

De plus, sophrologie et méditation sont accessibles à tous. Il n'y a aucun travail sur des postures comme au yoga. Ces pratiques n'exigent donc aucune qualité physique spécifique. Elles s'intègrent dans le quotidien puisque la pratique alterne des moments formels et d'autres informels. La vie de tous les jours est donc un immense terrain de jeu pour vous exercer.
Même si ces deux pratiques améliorent les capacités d'attention et de concentration, la méditation est une forme d'entraînement de l'esprit. Il s'agit d'être pleinement présent à la réalité du quotidien et de permettre aux émotions de s'adoucir, aux automatismes de se transformer. Cela rappelle le principe d'adaptabilité défini plus haut.

La sophrologie s'appuie sur un état de conscience modifiée, basé sur la relaxation profonde tandis qu'en méditation, la proposition est d'être pleinement là, pleinement présent(e), que les événements soient agréables ou désagréables.
La méditation est donc axée sur l'instant présent, il s'agit de faire de l'espace pour vivre chaque moment. En sophrologie, vous serez amenée à travailler sur vos souvenirs et vos expériences passées, votre présent mais également votre avenir. Vous aurez des intentions, un déroulement spécifique dans vos séances qui correspondra à des objectifs précis (vous détendre, mieux dormir, vous préparer mentalement à un événement, gérer une douleur…).
Ces pratiques peuvent être complémentaires, chacune apportant des éléments différents et passionnants dans la connaissance de soi.

Dans ce programme, je vous inviterai fréquemment à vivre des moments de méditation de pleine conscience, par des instants d'ancrage et de présence à ce que vous vivez. La pleine conscience désigne tous les moments d'écoute et d'attention.

Sophrologie et yoga, à ne pas confondre !

Le yoga est issu de l'hindouisme. C'est une discipline du corps et de l'esprit comme la sophrologie. En yoga, les exercices physiques sont représentés par des postures appelées *asanas*, plus acrobatiques pour certaines que les exercices sophrologiques, et par un travail sur la respiration, ou *pranayama*. Dans certaines écoles, le travail physique est associé à un travail spirituel.
La sophrologie s'inspire du yoga, notamment dans les exercices de relaxation dynamique. Un des points communs entre ces deux pratiques est la concentration et l'intériorisation qui permettent une attention juste et suffisante afin d'être pleinement présent aux sensations liées aux mouvements. Le corps est mobilisé en douceur, en respectant ses propres limites.
Le second point commun est l'attention à la respiration et la synchronisation du mouvement avec le souffle. La respiration consciente devient source de bien-être et d'énergie, comme nous le verrons dans les premiers exercices sur la détente et le lâcher-prise.
Le corps, le souffle et la conscience sont donc les points communs de ces pratiques qui permettent de se recentrer.

Si vous souhaitez pratiquer le yoga pendant votre grossesse, orientez-vous vers le yoga prénatal qui peut être exercé tout au long de la grossesse.

Quel est le rôle du sophrologue ?

Avant que vous ne soyez enceinte, pendant toute la durée de votre grossesse et bien après, je serai votre guide.

L'outil privilégié du sophrologue est sa voix. Par ma voix, le choix des mots que j'utilise (le *terpnos logos*), par des intentions, des intonations différentes, un rythme adapté, je vous accompagnerai dans vos séances. Je vous proposerai plusieurs thématiques qui vous donneront le choix de vos sujets de travail et de vos objectifs.

Je vous inviterai à mettre en lumière vos capacités et vos ressources, tout ce qui est utile pour vivre le plus sereinement possible les événements qui jalonnent cette période exceptionnelle de votre vie.

Mes mots vous aideront à induire le relâchement, l'apaisement et le bien-être. À vous orienter vers des objectifs et des projections.

Les bénéfices de la sophrologie en périnatalité

Durant la grossesse, la sophrologie est une invitation à vivre pleinement et paisiblement cette période unique et quelque peu magique de votre vie de femme.

Source de nombreuses émotions, de transformations et de sensations inhabituelles, elle suscite des questionnements, des appréhensions, de l'anxiété parfois. La relaxation et l'accueil des ressentis rendent alors possible la prise de recul ainsi qu'une meilleure adaptabilité.

Tous ces changements peuvent vous désorienter, ce qui est parfaitement normal puisque vous allez de découverte en découverte.

Votre émotivité est amplifiée ou inhibée par la fatigue et les dérèglements hormonaux. La sophrologie vous aidera à vous adapter à ces bouleversements avec confiance et optimisme et à faire émerger toutes vos richesses intérieures pour faire de cet événement un grand moment de bonheur.

L'avis de la sage-femme

La sophrologie peut se commencer tôt, même avant la grossesse, pour apporter les bases de sérénité, de la confiance dans votre capacité à devenir mère.

La pratique de la sophrologie vous apportera des bénéfices :

- sur le plan physique par des ancrages, de la détente, une réelle conscience de votre corps ;
- au niveau psychologique, par l'apprentissage du lâcher-prise et du lien aux pensées, lesquelles vous emportent trop souvent dans un tourbillon d'émotions. Elle vous donnera accès à vos propres ressources et notamment à la confiance ;
- sur le plan émotionnel, par une meilleure gestion de vos ressentis et la prise de distance vis-à-vis des événements que vous vivez.

Durant le premier trimestre, vous vous « installerez » dans la grossesse en apaisant les sensations de fatigue, les petits maux, et en apprivoisant la sensibilité émotionnelle inhérente aux variations hormonales. Vous pourrez également prendre conscience des appréhensions liées à cette période, avec ses attentes et ses doutes, et accepter ces changements pour mieux les dépasser.
Apprendre à écouter votre corps, à vous détendre, conscientiser votre respiration, prendre du recul, activer votre confiance et vous projeter vers la suite de la grossesse sont les points essentiels de cette étape.

Au deuxième trimestre, vous développerez vos capacités de détente, votre concentration, et vous vous rapprocherez mentalement et physiquement de votre bébé en renforçant le lien qui vous unit, en étant pleinement à l'écoute de vos sensations, de ses premiers mouvements et des premières contractions. Une pratique régulière améliorera la qualité de votre sommeil, vous pourrez activer l'énergie dont vous avez besoin dans votre quotidien. Vous vous préparez en douceur. Votre bébé est sensible à votre état émotionnel, il appréciera votre sérénité intérieure.

Au troisième trimestre, je vous inviterai à vous rapprocher mentalement du moment de la naissance. Vous affinerez vos perceptions et vous apprendrez à donner tout le temps au temps, pour profiter des quelques semaines qui restent avant de pouvoir tenir votre enfant dans vos bras.
Les visualisations vous permettront de vous préparer mentalement à votre accouchement et au retour à la maison, à la famille qui s'agrandit et à votre rôle de parent.

En associant vos propres ressources et les bienfaits de cet apprentissage, vous pourrez porter un regard bienveillant et curieux sur toutes les découvertes que vous ferez et conserver précieusement ces notions et ces pratiques pour votre vie à venir. En vous offrant des moments de pause pour vous retrouver, vous reconnecter à votre corps et à toutes les transformations que vous allez vivre durant ces neufs mois, vous pourrez ainsi renforcer le lien qui vous unit à votre enfant, apprendre à mieux reconnaître et gérer vos émotions et votre stress, à prendre plus facilement du recul vis-à-vis de certaines situations et à cultiver votre optimisme et votre confiance.
À chaque étape, le futur papa pourra s'associer à vos entraînements pour vivre avec vous ces semaines et ces mois chargés de belles émotions et vous entourer au mieux le jour de la naissance de votre enfant.

Conseils préliminaires à votre pratique

Quel que soit le rythme de votre entraînement et vos ressentis, vous devez conserver un suivi médical conventionnel. Ce programme ne remplace pas votre suivi auprès de votre obstétricien, ni vos cours de préparation à l'accouchement auprès d'une sage-femme. Il s'agit d'un complément.

Il peut être intéressant de faire une séance préalable au démarrage de ce programme avec un sophrologue spécialisé et de le voir ponctuellement tout au long de votre grossesse, mais ce n'est pas une obligation.
Le programme de ce livre rassemble des exercices et des conseils issus des protocoles de suivi en périnatalité. Il n'y a aucune contre-indication à ces pratiques, néanmoins les conseils de votre médecin sont à suivre en priorité.

Vous pouvez si cela vous rassure en parler lors de votre visite.
Il n'y a aucune forme d'obligation dans ce programme, il est adaptable et modulable, vous le suivrez selon vos besoins et vos envies.
À la fin de votre congé de maternité, vous pourrez bien sûr conserver vos bonnes pratiques, cela vous permettra d'être une maman zen.

Comment vous préparer avec votre livre ?

Pour vous offrir chaque jour un moment de rencontre avec vous-même, vous pourrez vous installer dans un endroit calme et, assise ou allongée confortablement, vous vous laisserez guider par ma voix. Vous veillerez à porter des vêtements amples et confortables. Aucun matériel n'est nécessaire pour faire vos exercices : votre lit, votre canapé ou une chaise seront parfaitement adaptés.
Ces instants précieux seront pour vous l'occasion de développer une écoute attentive de vous-même et d'apporter par vos intentions du bien-être à votre corps. Grâce à un entraînement régulier, vous deviendrez de plus en plus autonome, c'est le but de la pratique sophrologique ! Vous pourrez ainsi, où que vous soyez, à la maison, à la maternité, à l'extérieur… acquérir des réflexes de détente et bien d'autres aptitudes utiles à votre quotidien. Une pratique régulière modifiera intentionnellement votre cerveau et votre état général, exactement comme la pratique régulière d'un sport fait travailler vos muscles. Votre pratique personnelle fera la force de votre préparation. Vous serez active et impliquée.
Les enregistrements proposés dans ce livre vous permettront de vous laisser guider et de vous concentrer aisément sur l'ensemble de vos ressentis. Néanmoins, il est intéressant de vous exercer seule aussi souvent que possible. Cela vous permettra de devenir autonome plus facilement et d'avoir toute confiance en vos capacités.
La durée des séances audioguidées est variable, entre 5 et 10 minutes. Il vous suffira d'un petit quart d'heure chaque jour pour être au mieux de votre forme.

À quel moment commencer ?

Le plus tôt sera le mieux, vous aurez ainsi tout le temps nécessaire pour répéter les exercices de base et intégrer les pratiques spécifiques.
Vous êtes impatiente de commencer ?
Alors installez-vous confortablement…

LES RÉPONSES À VOS QUESTIONS

1. Faut-il voir un sophrologue avant de commencer ce programme ?

Ce n'est pas une obligation, mais cela peut vous aider dans le choix de vos pratiques et dans la manière de les mettre en place.

En consultant les annuaires de la Fédération française de sophrologie et de la Société française de sophrologie, vous trouverez les coordonnées de sophrologues et leurs parcours professionnels ainsi que leur spécialisation.

Il n'y a pas de prise en charge de la part de la sécurité sociale, mais certaines mutuelles remboursent une partie des séances. N'hésitez pas à vous renseigner auprès de votre mutuelle.

2. Dois-je obtenir l'autorisation de mon médecin avant de faire de la sophrologie ? Faut-il associer à ce programme la préparation classique faite par une sage-femme ?

Il n'y a aucune contre-indication médicale à cette pratique. En revanche, ce programme ne remplace absolument pas la préparation à la naissance dispensée par les sages-femmes. La sophrologie est un « plus », pour vous accompagner durant votre grossesse.

3. Quelles sont les limites de la sophrologie ?

Ses champs d'application sont très vastes mais le ou la sophrologue qui vous reçoit n'a pas la capacité d'établir un diagnostic ni de faire une prescription. La sophrologie ne se substitue en aucun cas à un traitement médical.

4. Où et comment puis-je pratiquer la sophrologie ?

La sophrologie peut être pratiquée sur un lit, un canapé, une chaise, une plage, une pelouse… Il faut simplement pouvoir vous allonger ou vous asseoir. Ces pratiques sont faites pour s'adapter à votre quotidien. Néanmoins, pour intégrer chaque étape, mieux vaut commencer en intérieur, dans un endroit calme.

L'idéal est de vivre votre pratique comme un rituel, chaque jour, au même moment pendant toute la période où vous travaillez. Durant votre congé de maternité, vous aurez tout loisir de pratiquer n'importe quand. La mise en place d'un rituel reste le meilleur moyen de pratiquer avec assiduité.

5. Peut-on commencer ce programme à n'importe quel moment de la grossesse ?

Oui, c'est tout à fait possible. Reprenez les pratiques proposées au début du livre pour apprendre à vous relaxer et poursuivez ensuite à votre rythme et selon vos besoins.

6. Comment savoir si la sophrologie peut être efficace sur moi ?

Cette méthode est faite pour s'adapter à toutes personnes : enfants, adolescents, adultes. Elle se base sur des compétences que tout être humain possède. Elle peut donc être efficace sur tout le monde.

7. Est-ce que je dois faire les exercices tous les jours ?

Oui, si cela est compatible avec votre emploi du temps. Rassurez-vous, il n'est pas nécessaire d'y passer beaucoup de temps, cinq à quinze minutes suffiront, en fonction des techniques choisies.
Un entraînement hebdomadaire vous apportera tout de même de la détente et la possibilité de vous relier à votre bébé. Les bénéfices de la méthode apparaîtront plus lentement. La pratique d'un exercice par jour est néanmoins idéale.

8. Dois-je m'entraîner systématiquement avec les séances audioguidées ?

Non, ce n'est pas une obligation. Ces enregistrements sont là pour faciliter votre entraînement. Mais l'idéal serait d'alterner la pratique guidée avec une pratique en toute autonomie.

9. Quand je m'entraîne seule, j'aimerais mettre de la musique. Est-ce possible ?

La musique peut favoriser votre détente, mais risque aussi de créer une dépendance. Vous aurez besoin de cette musique pour ressentir du bien-être. Évitez donc de vous entraîner chaque fois avec la même, alternez les moments de travail en musique avec les entraînements en silence. Vous serez au plus près de votre « musique intérieure ».

CHAPITRE 2

LE TEMPS DU DÉSIR D'ENFANT : APPRENDRE À LÂCHER PRISE

Vous souhaitez un enfant. Afin de mettre toutes les chances de votre côté, il est important de rester zen et d'apprendre à prendre soin de vous.

Est-ce que je m'accorde suffisamment de temps ?

Vous pouvez commencer par prendre un moment pour faire le bilan en répondant à ces quelques questions :

- Prenez-vous du temps pour vous ?
- Pour faire du sport ?
- Pour vous reposer ?
- Pour voir vos amis ?
- Êtes-vous attentive à votre alimentation ?
- Êtes-vous à l'écoute de vos besoins de sommeil ?
- Vos objectifs personnels sont-ils réalistes ?
- Vos objectifs professionnels sont-ils réalisables ?
- Faites-vous des pauses dans la journée ?
- Avez-vous le sentiment de vous presser toute la journée ? Si oui, pourquoi ?
- Avez-vous des occasions de rire et de vous faire plaisir ?

Vous interroger vous permettra peut-être d'identifier la nature de ce qui vous stresse et de modifier vos habitudes pour répondre au mieux à vos besoins. En revisitant votre emploi du temps, en priorisant les tâches, en apprenant à dire non et en retrouvant un espace-temps pour vous, vous pourrez profiter de moments de plaisir et ainsi faire baisser votre niveau de stress et vos tensions.

Vous pourrez aussi vous préparer mentalement et physiquement en mettant peut-être en place une nouvelle hygiène de vie : une activité physique, une alimentation saine, un meilleur rythme de sommeil, et vous offrir un espace-temps durant lequel vous laisserez mûrir cette envie de maternité.
Même si rien ne se passe physiologiquement, ce laps de temps est très constructif ; il vous prépare psychologiquement à fonder une famille.

L'avis de la sage-femme

« *Le temps peut souvent paraître long entre l'émergence du désir d'enfant et son accomplissement. Chaque mois qui passe amène son lot d'espoirs ou de déceptions si les règles reviennent. Parfois un recours à l'aide de la procréation médicale s'avère nécessaire. Avec la sophrologie, vous pouvez cultiver les idées positives, trouver des lieux ressources pour vivre les examens plus sereinement et gagner en patience.* »

En laissant la place aux activités que vous aimez, en prenant du temps pour vous… le temps de respirer et de vous détendre, le temps de profiter de votre couple et de vos amis, vous renforcerez votre relationnel et peut-être même vos sentiments vis-à-vis de votre conjoint. Souvenez-vous que vous êtes deux à attendre et que votre partenaire a probablement les mêmes inquiétudes que vous sur ses capacités à procréer.
Si vous guettez sans cesse les signes de cette grossesse qui tarde à venir, si vous ressassez sur vos capacités à concevoir un enfant, sur le fait que cette attente puisse remettre en question votre relation de couple, votre désir d'être enceinte risque d'être vécu avec beaucoup d'anxiété et d'impatience, voire même de culpabilité. Vous aurez le sentiment de priver votre conjoint de quelque chose d'important pour lui.
Il n'est pas souhaitable de ne penser qu'à cela. Vous risquez d'obtenir l'effet inverse. Insidieusement, un état de tension va s'installer et vous finirez par vous focaliser sur cet objectif et par développer un état d'esprit négatif.

Nous ne sommes pas tous égaux face aux situations que nous vivons.
Certains couples se détacheront facilement de leur désir d'enfant, les hommes souvent plus facilement que les femmes, et d'autres laisseront cet objectif remplir toute leur vie, transformant ce projet inatteignable dans l'instant en une période insupportable.
N'hésitez pas à échanger avec votre conjoint sur vos émotions, à vous confier à vos proches et, au cas où cette attente deviendrait une véritable obsession, faites-vous accompagner par un sophrologue spécialisé dans l'accompagnement en périnatalité ou par un psychologue. Vous pourrez ainsi exprimer toutes vos angoisses, tous vos questionnements.
Il convient de ne pas vous laisser envahir par des pensées récurrentes et d'évacuer chaque jour les tensions pour renouer avec la sérénité.

Veillez également à cultiver les moments d'intimité de votre couple pour le plaisir, sans aucune attente de résultat. Restez dans l'échange amoureux, profitez à deux de tout ce que vous avez déjà. L'arrivée d'un bébé viendra s'ajouter à cette complicité, mais l'attente ne doit pas vous empêcher de savourer votre bonheur existant !
Enfin, il est inutile de vous inquiéter trop vite. Pour un premier enfant, il faut parfois attendre six à douze mois. S'il ne s'est rien passé durant ces quelques mois, vous pourrez ensuite vous adresser à votre gynécologue qui sera à même de vous conseiller sur la conduite à tenir et vous prescrira si nécessaire quelques examens.

Passons maintenant à la pratique et aux différents exercices qui pourront vous amener à un bien-être physique et mental.

Le témoignage de Carole, 35 ans

J'ai attendu trois longues années avant d'être enceinte. Avant de me mettre à la sophrologie, j'avais fait de ce désir d'enfant l'élément incontournable de mon bonheur. À force de pratique régulière, j'ai totalement abandonné l'idée que cette grossesse devait se produire à tout prix. Je concevais que j'avais bien le temps, que je pouvais profiter de mon couple, de ma vie, de tout ce que j'avais.

J'apprends la respiration et la relaxation, deux étapes essentielles

La respiration et la relaxation sont les outils de base de la sophrologie. Au fil de ce programme, ils seront approfondis pour une progression en douceur et adaptée à chaque étape.

Bien respirer est essentiel.
Lorsque vous serez enceinte, votre respiration sera importante pour apporter l'oxygène nécessaire à votre bébé et prévenir l'accumulation de toxines dans votre corps.
Pour le moment, votre respiration est la clé de l'harmonie entre votre corps et votre mental.
Tout au long de la journée, vos pensées et vos émotions influencent votre respiration. Lorsque votre état émotionnel se transforme, vos muscles se contractent et votre respiration s'accélère. Cette réponse physiologique est totalement spontanée et permet d'exprimer vos émotions. Mais au fur et à mesure de votre journée, les tensions s'accumulent et génèrent de la fatigue.
Pour vous détendre, respirer profondément à plusieurs reprises s'avère très efficace. Cette respiration favorise un sentiment d'ancrage qui aide à mieux vivre les situations délicates et vous permet de garder votre calme.

Respirer en conscience est donc l'allié de votre bien-être :
- en réduisant votre stress et votre anxiété ;
- en dynamisant votre énergie et votre résistance physique ;
- en diminuant votre fatigue ;
- en soulageant les tensions dans votre corps ;
- en stimulant vos défenses immunitaires.

Le témoignage de Valérie, 32 ans

J'ai adoré les pratiques de relaxation. Elles m'ont permis de dormir correctement durant toute ma grossesse et de me détendre le mieux possible entre chacune de mes contractions. Je n'ai pas eu le sentiment d'un travail long tellement j'étais concentrée sur mes visualisations de détente.

MES SÉANCES SOPHRO

Séance 1 : J'observe ma respiration

Dans le CD : Piste 2

- Confortablement installée, de préférence les yeux fermés, posez doucement les mains sur votre ventre et ressentez-en la chaleur et la douceur.
- Prenez le temps d'observer les va-et-vient de votre respiration, de sentir les moments où votre ventre se gonfle et se dégonfle, de percevoir les mouvements de votre cage thoracique qui monte et descend.
- Il n'y a rien à faire. Observez simplement, ressentez… Et laissez-vous bercer.
- À l'inspiration, vous sentez l'air qui entre dans vos narines, sa température, et vous suivez son trajet. À la fin de ce mouvement respiratoire, une pause naturelle se fait.
- Puis votre respiration s'inverse et devient expiration.
- À chaque expiration, libérez vos tensions. Détendez votre visage, vos mâchoires et vos épaules. Vous remarquez à nouveau une légère pause à la fin de l'expiration.
- Prenez conscience de chaque instant de votre respiration et de chacune de vos sensations. Votre respiration devient un support attentionnel confortable.

- **Bénéfices**
  Voici un premier exercice qui vous permettra de vous connecter à votre respiration et de diminuer peu à peu votre stress.
  L'intérêt de ce travail est de libérer votre mental et de vous recentrer en percevant chaque instant de votre souffle.
- **Durée**
  3 à 5 minutes.
- **Fréquence**
  Plusieurs fois par jour.
- **Comment ?**
  Cet exercice peut être pratiqué debout, assise ou allongée.

Des pensées peuvent surgir et vous déconcentrer. Cela est tout à fait normal. Mais rappellez-vous : « Il n'y a ni échec, ni réussite dans la pratique de la sophrologie. » Considérez ces pauses, même très courtes, simplement comme un cadeau que vous vous offrez !

Séance 2 : Je marche en pleine conscience

Dans le CD : Piste 3

- Les yeux ouverts, vous êtes attentive à chacun de vos pas, à la façon dont votre pied se pose sur le sol et au déroulement du mouvement jusqu'à ce que l'autre pied prenne le relais.
- Soyez attentive au poids de votre corps et au moment où vous êtes en équilibre sur un pied. Chaque pas a son importance, comme s'il s'agissait de vos premiers pas. Chaque pas est un nouveau pas.
- Remarquez la façon dont votre respiration se synchronise avec vos pas. Votre marche consciente peut être très lente ou plus rapide. Adaptez votre vitesse à vos envies. Soyez curieuse de ce que cette attention vous permet de ressentir. Et recentrez-vous chaque fois que vos pensées vous emportent.

- **Bénéfices**
  Cet exercice associe la conscience de votre respiration à celle de votre corps. C'est l'exercice idéal pour être plus présente à l'instant que vous vivez, car vous vous libérez de l'automatisme de vos pensées.
- **Durée**
  5 à 10 minutes.
- **Fréquence**
  Plusieurs fois par jour.
- **Où ?**
  Ce deuxième exercice est à faire de préférence dans un endroit paisible. Choisissez un lieu qui vous inspire, dans lequel vous vous sentez bien, en extérieur ou à l'intérieur.

Après quelques entraînements, vous ressentirez un immense bien-être et un grand calme intérieur.

La marche stimule votre cœur et favorise l'élimination, y compris l'air vicié de vos poumons.
À chaque pas, observez comment votre corps s'implique dans cette action. Soyez consciente de chaque instant et de chaque mouvement. Lorsque votre attention s'égare, revenez aussitôt sur votre respiration.

Ce deuxième exercice permet également un moment de recentrage, mais s'effectue cette fois en mouvement. Il s'agit de la marche en pleine conscience.

« Évitez de vous juger, soyez simplement présente à ce que vous vivez. »

Je vous invite à réaliser cet exercice de marche consciente tout au long de la journée, par exemple lors de votre pause-déjeuner, de la toilette ou lors de moments de partage avec vos proches.

En étant plus présents à ce que nous vivons, nous profitons plus intensément des bons moments et nous cultivons notre capacité à accueillir le bonheur.

J'identifie mon niveau de stress

J'ai évoqué plus haut que le fait de ressasser cette attente créait de nombreuses tensions, physiques ou mentales, et pouvait être génératrice de stress.
Cet état physiologique particulier déclenche la production d'hormones comme le cortisol et l'adrénaline, nécessaires et utiles à votre adaptation. Votre organisme sait parfaitement s'adapter. Si les événements stressants sont ponctuels, votre corps rétablira de lui-même l'équilibre.
Mais dans les cas où cet état persiste ou se répète, le corps n'arrive plus à faire face à ces vagues de tensions et vous êtes susceptible de rentrer dans une phase de fatigue, voire d'épuisement.
Il faut différencier le bon stress (celui qui permet une adaptabilité totale face aux événements) du mauvais stress (celui qui perdure et de ce fait modifie notre état physiologique).

Notre environnement et les situations que nous vivons sont susceptibles d'engendrer des réactions utiles de l'organisme mais variables selon les personnes. Le stress est inévitable et accompagne aussi bien les moments heureux que les moments difficiles. C'est parce que vous vous focalisez sur l'objectif que vous voulez atteindre que vous êtes sujette au stress.
Afin de l'identifier plus facilement, voici les détails de son processus.

Il se crée en trois étapes :

La phase d'alerte :

C'est la réaction réflexe de votre organisme, les tensions musculaires s'installent, votre rythme cardiaque varie, ainsi que la température de votre corps.

La phase de résistance :

Vous vous habituez à votre environnement, à la situation que vous vivez en développant des stratégies. C'est une zone d'adaptabilité et d'efficacité.

La phase d'épuisement :

Lorsque les tensions et les contrariétés apparaissent de façon ponctuelle, notre corps rétablit de lui-même l'équilibre. Lorsque le stress devient chronique et trop intense, notre corps s'épuise. Durant cette phase, vous n'avez plus de réserves et vos capacités de résistance diminuent.

Il est donc judicieux – et même indispensable – d'être à l'écoute de votre corps et de tout ce qui s'y passe (tensions, émotions, pensées) et d'apprendre à vous détendre, afin de trouver un équilibre entre vos ressources personnelles et les exigences de votre vie professionnelle ou personnelle.
Il se peut que votre désir d'enfant ne soit pas le seul élément générateur de stress dans votre vie, c'est une raison supplémentaire pour suivre ce programme.

Les outils sophrologiques sont parfaitement adaptés et vous offrent des stratégies physiques et psychiques pour retrouver une bonne hygiène de vie.
La clé d'une bonne gestion du stress est ce que les scientifiques appellent « une réponse de relaxation », c'est-à-dire un état physique de repos profond, susceptible de contrebalancer les effets nocifs de l'état de fuite ou de lutte que nous mettons inconsciemment en place face à des situations qui ne nous conviennent pas.
Les études de l'Inserm (Institut national de la santé et de la recherche médicale) démontrent qu'un quart des couples est susceptible d'attendre une année la conception d'un enfant et que plus de 10 % pourrait attendre deux ans… Il faut donc faire preuve d'une grande patience, d'amour et de partage.

Le témoignage de Sylvie, 34 ans

« *En début de grossesse, je me sentais extrêmement tendue. Je me noyais dans le moindre problème, ma vie professionnelle m'exaspérait. La découverte de la sophrologie m'a permis de retrouver toute ma sérénité, physique et mentale. Je prenais toujours les choses à cœur mais avec le recul nécessaire pour ne plus subir les situations que je ne pouvais pas changer.* »

Certains facteurs comme l'âge, le surpoids et le tabagisme peuvent retarder la procréation. Des polluants présents dans l'environnement peuvent aussi être incriminés.
Le facteur stress, et plus particulièrement le stress chronique, qu'il soit physique ou psychologique, n'est pas favorable à la conception. Chez l'homme, le stress peut engendrer une diminution du nombre des spermatozoïdes et une fatigue qui risque de réduire la libido. Chez la femme, un surplus de stress peut provoquer des irrégularités de l'ovulation ou un blocage du cycle menstruel. Un excès de cortisol (l'hormone du stress) interfère également sur l'ovulation.

Stress et infertilité sont susceptibles de s'aggraver mutuellement et d'engendrer de la culpabilité chez l'homme tout autant que chez la femme. Il est plus judicieux de sortir de ce cercle vicieux pour laisser place au plaisir et aux échanges, pour relâcher la pression, l'obligation des rapports sexuels et l'idée de « faire un bébé » à tout prix.
Les spécialistes reconnaissent la nécessité d'une bonne qualité de vie physique et psychique dans le couple.
Si votre projet de conception tarde à se réaliser, je vous invite à partager tous les exercices de lâcher-prise et de détente avec le futur papa.

Pour être zen vous devez donc :

- marquer des pauses dans la journée : vous pourrez fermer les yeux et relâcher les muscles du visage et les mâchoires ;
- manger calmement en vous réservant une vraie pause-déjeuner, en évitant café et excitants. Prenez conscience des goûts et des saveurs des aliments. Vous tiendrez davantage compte de vos besoins réels en mangeant de cette façon ;
- pratiquer une activité physique, c'est une manière agréable d'évacuer les tensions. Marcher est l'une des activités les plus faciles à intégrer dans votre programme ;
- et pour lâcher prise avec ce désir de maternité, cultivez la patience ! Vous serez enceinte quand ce sera le bon moment, seul votre corps a le pouvoir de le décider.

Dans toutes les situations d'attente, appliquez la consigne « attente = détente » et profitez-en pour pratiquez la respiration abdominale. Elle agit sur les tensions et les contractures. Vous vous libérerez d'émotions intenses liées à la contrariété et vous éviterez tensions musculaires et crispations.
La pratique quotidienne de la relaxation vous offrira des moments de retour au calme. Les tensions physiques et mentales se libèreront progressivement et vous serez moins réactive aux situations rencontrées dans votre quotidien.

L'avis de la sage-femme

Quelle période magique que celle d'être en espérance ! Le désir d'enfant est venu se lover au creux de votre cœur et l'attente commence. Pour autant, il est important de continuer à vivre normalement. Si vous entrez dans un processus de PMA, il va être important de vous préserver dans votre intimité et de conserver des moments en amoureux entre les examens et les traitements qui peuvent être difficiles. Une école de patience…

Je vais maintenant vous accompagner dans un moment de relaxation. Dans cet exercice, essayez de ne rien attendre. Si vous voulez absolument vous détendre, vous risquez d'obtenir l'état inverse !
Il s'agit d'un moment pour vous, un moment durant lequel vous pourrez explorer vos intentions.
Vous serez surprise de sentir que chaque idée ou pensée est susceptible de créer une réalité en vous…

MA SÉANCE SOPHRO

Séance 3 : Je me relaxe

Dans le CD : Piste 4

En détendant votre corps, le flux de vos pensées va ralentir et des sensations de bien-être pourront émerger plus facilement. La relaxation sera préventive ou curative sur les douleurs liées à des tensions musculaires et sur un état anxieux. Néanmoins, j'insiste sur le fait qu'il faut essayer de rien vouloir, même si cela vous semble paradoxal. Il n'y a aucune obligation, simplement une intention qui doit être douce et bienveillante.
Acceptez que certaines parties de votre corps résistent ou restent dans l'inconfort. C'est en acceptant cela que vous pourrez dépasser ces tensions. Par cette attitude, vous serez déjà dans le lâcher-prise et, rassurez-vous, quelque chose en vous sait déjà le faire ! En effet, c'est ce que vous faites chaque nuit en vous endormant. Puisque vous êtes déjà experte en la matière, il vous suffit d'appliquer cette capacité à l'état de veille.
Je vous invite donc à expérimenter ces parenthèses de détente sans *a priori*, sans jugement, sans commentaires intérieurs, à être patiente et confiante en vos propres capacités de détente.
Je vous rappelle qu'il n'y a dans cet exercice ni échec, ni réussite. C'est avec un esprit curieux que vous vous installerez chaque fois pour faire cet exercice de relaxation.

- Assise ou allongée, fermez vos yeux et orientez votre attention sur chacune des zones de votre corps, en commençant par votre visage, toute votre tête, puis faites descendre cette attention jusqu'au bout de vos pieds et laissez les tensions les plus évidentes se libérer, en prenant conscience de vos points d'appui sur le support. Leurs surfaces, les sensations présentes…
  Soyez attentive à chaque ressenti sans le commenter… Et accueillez la sensation agréable de lourdeur qui apparaît dans tout votre corps. Donnez-vous le temps nécessaire à ce ressenti.

- Prenez ensuite trois à cinq respirations profondes en profitant de chaque expiration pour vous libérer de toutes les tensions. Soyez présente à tout le trajet de l'air qui se déplace dans votre corps, à chaque inspiration et à chaque expiration.
- Votre attention peut ensuite se déplacer lentement jusqu'au bout de vos pieds et même jusqu'à vos orteils, en faisant l'expérience de votre intention de détente. Relâchez chaque espace du mieux que vous pouvez, en essayant de percevoir la peau, les muscles, les articulations, en laissant la détente s'installer en profondeur. Prenez particulièrement soin des zones les plus tendues ou inconfortables en passant un peu plus de temps sur ces parties de votre corps.
- Vous remarquez qu'à ce stade, votre cœur bat plus lentement. Toute votre physiologie se met au repos.
- La détente devient perceptible au niveau de votre visage, de vos yeux, de votre mâchoire, de toute votre tête ainsi que de votre cou. Puis vos épaules et vos bras se relâchent jusqu'au bout de vos doigts. Toute la surface de votre dos, en incluant votre colonne vertébrale, profite de cette détente.
- Laissez ensuite votre ventre respirer et retrouver de la souplesse en étant attentive à votre rythme respiratoire. Poursuivez cette intention de détente le long de vos jambes, jusqu'à chacun de vos orteils.
- Laissez votre corps se relaxer dans toute sa globalité et profitez des sensations de bien-être qui s'installent. Peut-être qu'une sensation de lourdeur fera place à une grande légèreté.

  Si vous vous sentez encore disponible pour vivre pleinement vos sensations, laissez-vous tranquillement bercer par le rythme de votre respiration.

- **Bénéfices**
  Cet exercice est fait pour vous aider à lâcher prise et à prendre du recul vis-à-vis des événements de votre quotidien. Il s'agit de libérer les tensions du corps, qui peuvent être uniquement physiques, mais aussi liées à votre mental. Tout ce que vous vivez influe sur vos pensées, vos sentiments, vos émotions.
- **Durée :** *5 à 15 minutes.*
- **Fréquence :** *Une fois par jour.*
- **Où ? :** *Dans un endroit calme.*

Ne vous inquiétez pas si vos pensées vous entraînent ailleurs, revenez simplement là où vous en êtes et poursuivez. Soyez bienveillante avec vous-même ! Il faut un peu d'entraînement pour cultiver votre capacité d'attention et de concentration.

Lorsque nous sommes en pleine action, pris par notre quotidien et nos obligations, nous sommes rarement à l'écoute de notre corps car toujours dans nos pensées. Nous ne sommes pas présents à nos besoins.
Cette attention bienveillante à votre corps par le biais de la relaxation est une invitation à revenir à vos besoins vitaux : la soif, la faim, la respiration, la sensation de fatigue.
Vous renforcez également la conscience de votre schéma corporel et de vos cinq sens, ce qui vous sera très utile pendant votre grossesse.

Si vous manquez de temps pour faire une relaxation profonde, une détente rapide est tout à fait possible, où que vous soyez.
Si vous êtes debout, il vous faut percevoir vos pieds au sol, votre respiration, puis prendre quelques respirations profondes pour libérer les tensions les plus évidentes. Ensuite vous pouvez relâcher votre visage, vos épaules et laisser respirer votre ventre.
Si vous êtes assise, vous pouvez déplacer votre intention de détente avec la même attention en revenant à l'ancrage de votre corps, sur toutes les zones où cela est nécessaire. Cet exercice ne vous prendra que quelques minutes.

Pendant que vous développez cette écoute de vous-même, vous pouvez, à chaque étape de détente, vous demander comment vous vous sentez, « accueillir » les sensations avant de chercher à les changer.

Par un entraînement régulier, ces moments de relaxation seront pour vous comme une bulle d'oxygène, un moment de quiétude dont vous ne pourrez plus vous passer.
Revenir à ce qui est fondamental et revenir chaque jour à votre corps, c'est pouvoir lui apporter ce dont il a besoin pour être bien !

Votre respiration et votre corps sont comme des ancres auxquelles vous pouvez vous accrocher lorsque vos pensées et vos émotions sont trop agitées. Chaque fois que votre attention est retenue par ce désir d'enfant qui vous semble trop lointain.

Je développe mes pensées positives : l'importance de la pensée sur le corps

Vous le constatez chaque jour, l'attente d'une grossesse vous semble interminable et peut déboucher sur des mois de découragement et une anxiété grandissante.

Si vos examens médicaux sont normaux, et qu'aucune cause n'est apparente, votre meilleur allié sera le lâcher-prise !

Ne vous méprenez pas, ce terme ne signifie pas résignation ou abandon !
Lorsque toutes vos pensées se cristallisent sur un même point, vous avez tendance à oublier tout le reste, notamment les bons moments.
Vous générez du stress et des tensions qui vont à l'encontre de votre fertilité.
Être attentive à votre bien-être physique et mental est la meilleure chose que vous puissiez faire avant votre grossesse.

Votre corps est programmé pour que votre grossesse soit possible, alors profitez simplement de ce partage d'amour avec votre partenaire. Votre grossesse arrivera spontanément.
Rappelez-vous que votre volonté n'y pourra rien, la nature le décidera pour vous. Passez du temps avec vos proches, en prenant soin de pratiquer vos activités préférées. Favorisez une alimentation saine et équilibrée avec des produits frais et de saison. Faites de l'exercice quotidiennement. Vous mettrez alors toutes les chances de votre côté !

Découvrez en pages 50 et 51 quelques exercices qui vous permettront d'être à l'écoute de votre corps et de vos sensations et d'expérimenter le lâcher-prise.
Je vous invite à les pratiquer dans la lenteur et le respect de vos possibilités, en restant dans votre zone de confort.

En conclusion

Pour vous sentir bien dans votre corps et dans votre tête et mettre toutes les chances de votre côté :

- mettez-vous à l'écoute de votre corps, de vos émotions…
- prenez du recul vis-à-vis de vos pensées, défocalisez…
- prenez soin de vous avec le sport, les activités…
- profitez de la vie et de tout ce qu'elle vous a offert jusqu'à maintenant. Elle vous en offrira plus encore quand le moment sera venu !

Détendez-vous, positivez, souriez et… respirez !

Le témoignage de Carole, 35 ans

Le fait de lâcher prise a beaucoup aidé mon couple. Auparavant, l'attente était devenue une vraie souffrance et plus rien d'autre n'existait. Cet accompagnement bienveillant m'a permis de m'occuper de moi, de nous et de reprendre goût à mes activités. J'ai compris qu'il ne fallait pas que je me focalise sur ce désir d'enfant, que je ne devais pas l'attendre à chacun de mes cycles. Je suis revenue à des relations plaisir et peu de temps après, la bonne nouvelle est arrivée. Je suis comblée !

MA SÉANCE SOPHRO

Séance 4 : Je m'exerce au lâcher-prise

Dans le CD : Piste 5

1er exercice

- Debout, les pieds dans l'alignement du bassin, les bras le long du corps, les yeux ouverts ou fermés, prenez une profonde inspiration puis expirez longuement. Efforcez-vous d'être pleinement là.
- Laissez votre buste tourner vers la droite puis vers la gauche. Le bassin peut rester bien stable et immobile. Les bras sont totalement détendus. Vous les sentez de plus en plus lourds et détendus. Le mouvement peut être lent ou plus rapide selon vos besoins.

  Lorsque vous revenez à la position initiale, vous pouvez prendre quelques instants pour accueillir les sensations de votre corps.

Cet exercice peut être répété une ou deux fois.

2e exercice

- Debout, les pieds dans l'alignement du bassin, le dos droit, inspirez profondément. Portant tout le poids de votre corps sur le côté droit, inspirez profondément en levant le bras droit jusqu'au plafond (imaginez cueillir un fruit sur une branche).
- Bloquez votre respiration quelques secondes et sentez l'étirement de cette partie de votre corps en relâchant le côté opposé.
- Laissez retomber votre bras en expirant longuement et prenez un moment pour observer la différence de sensations entre le côté gauche et le côté droit de votre corps.
- Ensuite, placez tout le poids de votre corps sur le côté gauche, inspirez en levant le bras gauche jusqu'au fruit imaginaire que vous cueillez. Prenez

conscience de l'étirement en respectant chaque fois vos limites avant de redescendre le bras dans une grande expiration.
- Dans la position initiale, vous reprenez appui sur vos deux pieds et pendant quelques instants, vous pouvez ressentir la symétrie et la verticalité de votre corps.
- Pour terminer l'exercice, dans une inspiration profonde, vous montez les deux bras simultanément avec l'intention de vous grandir tout en respectant votre confort et vos limites.

Recommencez deux fois de chaque côté.
Vous pourrez vous exercer aux moments qui vous semblent opportuns. Il est plus judicieux de les ritualiser pour être régulière dans votre pratique et de vous entraîner pour débuter dans un endroit calme afin de faciliter l'accès à votre concentration.

LES RÉPONSES À VOS QUESTIONS

1. Je suis incapable de lâcher prise, ces techniques peuvent-elles m'y aider ?
Il s'agit pour la majorité des personnes d'un apprentissage, et chacun apprend à sa façon. Donnez-vous le temps de ressentir et d'accueillir vos difficultés, comme vos facilités. Peu à peu, vous entrerez plus facilement dans la relaxation et vous vous sentirez plus détendue vis-à-vis des situations auxquelles vous devez faire face.

2. Est-il possible de faire la globalité du programme à deux ?
Oui bien sûr, c'est une belle façon pour le futur papa de s'investir dans cette grossesse. En s'entraînant aux pratiques, il pourra plus facilement apporter les suggestions adéquates le jour de la naissance.
Toutes les pratiques de gestion du stress lui seront utiles. La sophrologie est une aide au quotidien, dans la vie personnelle comme dans la vie professionnelle.

3. J'ai beaucoup de mal à m'imposer des activités, je ne supporte pas les contraintes. Je me demande si je peux intégrer des techniques comme celles-ci…
Dans ce cas, la solution est simple. Il suffit de commencer la journée par un quart d'heure d'entraînement. Avant ou après votre petit-déjeuner, vous mettrez en place votre rituel pleine forme. Ce programme ne doit pas être une contrainte, mais une habitude à prendre, qui deviendra un moment ressourçant pour vous.

4. Je suis très enthousiaste et positive, qu'est-ce que ce programme peut m'apporter de plus ?
Ce programme est destiné à toutes les femmes qui souhaitent vivre pleinement leur grossesse et leur accouchement. Une future maman optimiste prendra plaisir à se connecter à son corps et à son bébé. Elle développera encore plus sa confiance en elle et les suggestions spécifiques à certaines périodes de la grossesse seront pour elle un plus.

CHAPITRE 3

PREMIER TRIMESTRE DE MA GROSSESSE : LE TEMPS DE LA DÉCOUVERTE

Vous venez d'apprendre votre grossesse. Félicitations ! Cette nouvelle fait naître en vous tout un bouquet d'émotions, quelquefois très paradoxales. C'est un grand bouleversement : un petit être grandit en vous.

Tout a commencé par la rencontre d'un spermatozoïde et de votre ovule dans l'une des trompes de l'utérus.
L'ovulation ne peut pas être datée avec certitude puisque les spermatozoïdes vivent trois à cinq jours et que la durée de vie de l'ovule est de 12 à 24 heures. Votre période de fertilité étant de cinq jours environ tous les mois, votre médecin calculera la date prévue de votre accouchement en comptant à partir du premier jour de vos dernières règles.

Alors qu'elle mesure moins d'un millimètre d'épaisseur, la cellule qui résulte de cette ovulation contient tous les éléments génétiques de votre enfant à venir : son sexe, la couleur de sa peau, de ses yeux, sa taille, etc. Quant à son cœur, il commencera à battre dès la fin de la troisième semaine. En quatre semaines, son poids sera multiplié par 10 000 !

C'est souvent à cette période que vous vous interrogez sur le retard de vos règles. Votre corps connaît des changements profonds. Vos seins sont gonflés, plus sensibles, les veines sont plus visibles, votre aréole est plus foncée.
Vous avez peut-être des nausées le matin, vous ressentez un peu de fatigue… Les hormones envahissent votre organisme. Vous vous sentez probablement différente.

Lors du deuxième mois, les symptômes ne changent pas. Vous aurez peut-être « des envies » pour certains aliments, tandis que d'autres vous inspireront un véritable dégoût.
Votre utérus a désormais la taille d'une orange et votre bébé bouge doucement mais pas suffisamment pour que vous le sentiez. Son visage prend forme, sa colonne vertébrale se constitue, il devient capable de percevoir la luminosité de votre environnement.

L'avis de la sage-femme

Lors du premier trimestre, la joie se mêle à la fatigue, le bonheur à la peur de ce qui se trame au plus profond de vous. Les questions émergent : "La grossesse va-t-elle bien se passer ?", "Serai-je une bonne mère, un bon père ?" En fonction de chaque histoire de vie, la réassurance et la confiance sont nécessaires pour mener à bien cette mission.

Les premières semaines de la grossesse sont parfois synonyme d'anxiété et de doutes car votre grossesse n'est pas encore consolidée.
Il s'agit pour vous de prendre soin de vous et d'être à l'écoute de votre corps. Rappelez-vous qu'il est fait pour cela, alors faites-lui confiance !

Au cours du troisième mois, votre embryon devient un fœtus, le risque de faire une fausse couche devient plus négligeable. Votre ventre s'arrondit légèrement. Il a maintenant la taille d'un pamplemousse.
À ce stade, les os de votre bébé deviennent plus rigides. Leur densité va permettre de les distinguer à l'échographie.
Vers la 12e semaine, les symptômes du premier trimestre vont normalement s'estomper et vous allez retrouver toute votre énergie.
La première consultation avec votre médecin devra se dérouler avant la fin du troisième trimestre de votre grossesse. Ce sera l'occasion de faire la première échographie : elle permettra de dater précisément le début de la grossesse en mesurant l'embryon.

Les pratiques sophrologiques que je vous propose durant cette période vont vous permettre :

- d'apprendre à mieux respirer ;
- d'intégrer votre schéma corporel et son évolution ;
- de vivre pleinement vos émotions, quelles qu'elles soient ;
- de gérer les possibles nausées et autres inconforts ;
- de vous préparer aux examens médicaux inhérents au suivi de votre grossesse ;
- de récupérer de l'énergie par la pratique de la relaxation et de prendre soin de votre sommeil.

Votre conjoint pourra bien sûr participer à vos entraînements, mais s'il ne le souhaite pas, acceptez sa décision sans le culpabiliser. Il aura mille et une façons de s'investir dans son rôle de père. Si ce n'est pas maintenant, ce sera un peu plus tard. Soyez bienveillante.

Le témoignage de Stéphanie, 25 ans

Je suis de nature anxieuse et tous les exercices que j'ai pu découvrir avec la sophrologue m'ont énormément apporté. J'ai appris à me distancier des événements et à ne plus m'inquiéter à tort. J'ai gardé après mon accouchement cette capacité de recul qui me sert maintenant à relativiser et à prendre les choses du bon côté.

Je reste zen, quelques conseils pour m'y aider

Pour vous aider à rester zen au quotidien, voici six façons de vous détendre et de laisser de côté le stress et à l'agitation :

Bien respirer

Une respiration correcte est indispensable durant la grossesse, elle permet une bonne oxygénation de votre sang et de celui de votre bébé, et l'évacuation du gaz carbonique. De plus, au cours de l'accouchement, vous aurez besoin de plus d'oxygène en raison du travail musculaire de votre utérus.

En règle générale, une meilleure respiration améliore la santé physique et le bien-être mental et émotionnel.
Les effets se ressentent rapidement : plus d'énergie et de vitalité, une meilleure capacité à faire face au stress, une meilleure maîtrise des émotions.

Que se passe-t-il quand je respire ?

Votre diaphragme, le muscle qui sépare votre thorax de votre abdomen, a la forme d'une coupole ou d'un parapluie ouvert. Son mécanisme est le suivant : il s'abaisse à chacune de vos inspirations pour permettre à l'air d'entrer dans vos poumons et remonte à chacune de vos expirations pour expulser l'air. Le mouvement régulier de votre diaphragme crée un massage de vos organes abdominaux et facilite votre digestion.
Par des respirations lentes et profondes, vous pouvez faciliter ce processus et bénéficier encore plus de ce massage. Vous améliorerez votre capacité respiratoire.

Vous ferez cet exercice de respiration une ou deux fois par jour, sans jamais forcer, en commençant par une expiration lente et profonde, pour vider vos poumons, suivie d'une inspiration tout aussi lente. Ce mouvement respiratoire provoque le gonflement de votre abdomen suivi de la montée de votre cage thoracique. À l'expiration, la poitrine puis l'abdomen reviennent à la position initiale.

Cet exercice respiratoire, s'il est confortable pour vous, sera à répéter trois à cinq fois. L'inspiration et l'expiration pourront avoir la même durée, à vous d'en décider en fonction de votre ressenti. Le but est de maintenir le corps reposé et de faire pénétrer le plus possible d'air dans les poumons.

Cette respiration dite complète se fait de préférence par le nez. Cela vous évite de respirer les poussières puisque les poils de votre nez ont un rôle de filtre.

Lorsque vous serez à la maternité, vous pourrez retrouver cette respiration lors des premières contractions, vous conserverez une plus grande énergie.
À savoir : le mouvement de votre diaphragme sera maximal dans la posture debout, il diminue si vous êtes allongée sur le côté.

Plus votre bébé va grandir, plus il exercera de pression sur votre diaphragme qui sera poussé vers le haut. Cela peut rendre votre respiration moins confortable, cette gêne n'apparaît généralement qu'au troisième trimestre de la grossesse. Vous avez donc du temps pour vous entraîner. Si vous ressentez la zone du diaphragme douloureuse et que les exercices respiratoires n'apportent aucun soulagement, n'hésitez pas à consulter un ostéopathe spécialisé en périnatalité.

Cultiver un état d'esprit positif

Le terme de votre grossesse vous paraît peut-être lointain mais vous verrez que ces neuf mois passent très vite. Essayez du mieux que vous le pouvez d'être pleinement dans l'instant présent, car c'est dans l'instant présent que vous vivez ! Le passé est derrière vous et vous ne savez pas encore ce que sera l'avenir.

Ne pas me laisser influencer

Écoutez le moins possible les femmes qui vous racontent leurs expériences de grossesse et d'accouchement. Chacune vit les choses différemment, avec sa personnalité, la manière dont elle s'est construite psychologiquement ; cette période est totalement unique et personnelle.
La réalité de l'une ne sera en aucun cas la réalité d'une autre car tout dépend de votre histoire personnelle, du lien que vous avez avec votre corps, du regard que vous portez sur vous-même et de bien d'autres choses… Votre grossesse n'est donc que la vôtre et il vous appartient de faire de cet événement un moment fort, en apprenant à être actrice de ce que vous allez vivre.

Prendre soin de moi

La première étape pour prendre soin de vous est de faire des pauses dans la journée, pour vous retrouver avec vous-même et prendre conscience de cette magie qui opère en vous.
Dans le chapitre précédent, je vous ai donné les conseils adéquats pour maintenir ou retrouver votre sérénité. Chaque opportunité sera la bienvenue, même quelques minutes entre deux rendez-vous !
Vous prendrez le temps de sentir votre respiration.
Rappelez-vous que le souffle est un élément indispensable dans la gestion du stress. Respirer est une sensation qui peut vous apaiser par sa régularité et qui est toujours présente où que vous soyez.
Les mouvements proposés en synchronisation de la respiration sont aussi une manière efficace de revenir à la détente.
Au quotidien, vous pourrez pratiquer la relaxation dans un endroit calme pour un temps les yeux fermés, ou de façon informelle, que vous soyez au travail ou chez vous.

Accepter mes émotions

Lorsque vous ressentez une émotion, cela entraîne des tensions physiques qui, à leur tour, amplifient les émotions ; vous entrez alors dans un cercle vicieux avec des pensées qui intensifient ce phénomène.

Nous avons pour habitude de ne reconnaître et de n'accepter que les émotions positives comme la joie. Pourtant la peur, la colère ou la tristesse ont aussi leur importance et surtout leur valeur.
Nous passons beaucoup de temps à réprimer les émotions que nous jugeons indésirables en prenant le risque de voir apparaître des signes physiques d'inconfort, des douleurs, des sensations d'oppression…
Même si nos réflexes vont vers la lutte ou la fuite (réflexes archaïques) vis-à-vis de ces émotions, il est utile de les reconnaître et de les accepter. Nous ne voulons pas de ce sentiment mais il est là, quoi que l'on fasse ; il n'y a aucun moyen d'y échapper.
Si l'émotion est liée à un problème, vous pouvez peut-être le résoudre, mais il arrive aussi que la situation soit insoluble.

Orienter votre attention sur quelque chose d'autre peut être utile. Pour adoucir l'émotion, vous pouvez reprendre l'exercice d'attention au souffle. Et faire éventuellement de votre moment de pause un moment d'attention à votre émotion. De cette manière votre émotion ne sera pas contenue, vous pourrez y mettre un peu d'espace.

Éviter les jugements

Essayez de ne pas juger ou commenter votre état émotionnel ; l'accepter, c'est déjà prendre du recul ! Ce sont vos hormones qui en sont responsables, pas vous !

Le témoignage d'Ariane, 34 ans

Je n'arrivais jamais au bout de mon entraînement, parce que je m'endormais avant la fin. La sophrologue qui m'accompagnait m'a fait comprendre que si j'arrivais à lâcher prise au point de m'endormir, c'est que j'avais développé une belle aptitude à le faire ! J'ai changé de position, ai choisi de m'asseoir sur une chaise, en décollant mon dos quand je sentais que je m'endormais de nouveau.

MA SÉANCE SOPHRO

Séance 5 : J'observe mes pensées

Cet exercice se pratique assise de préférence, cela vous évitera de vous endormir, néanmoins, vous pouvez être allongée si cela est plus confortable pour vous.

- Installez-vous confortablement, le dos bien calé contre le dossier de votre siège, fermez les yeux pour être plus à l'écoute de ce qui se passe en vous. Pour vous assurer de la bonne posture, imaginez un fil au sommet de votre tête, comme si vous étiez une marionnette. Cela vous aidera à maintenir la tension nécessaire à la posture. Vous aurez ainsi un joli port de tête et le dos bien droit. Votre fil imaginaire peut se prolonger tout le long de votre colonne vertébrale.
- Parcourez ensuite mentalement votre corps et vos points d'appui. Sentez ses contours, ses formes, votre ventre.
- Faites l'inventaire des zones de tension, de celles qui sont neutres et des parties détendues de votre corps. Si une détente agréable s'installe, laissez-la faire. Rapprochez-vous de votre zone de confort. Autorisez-vous à lâcher prise.
- Arrêtez-vous un moment sur votre respiration pour être pleinement en harmonie avec elle. Sentez si elle est agréable et fluide. Si ce n'est pas le cas, laissez vos expirations s'allonger légèrement.
- Enfin, intéressez-vous à toutes ces pensées qui traversent votre esprit. Essayez dans un premier temps de ne pas vous attarder mais de percevoir ce flot ininterrompu. Ensuite, prenez conscience que certaines pensées génèrent des émotions, d'autres sont peut-être agréables, d'autres désagréables…
  Laissez-les pour ce qu'elles sont. Et non ! Vous n'êtes pas vos pensées, même si votre premier réflexe est de fusionner avec elles et d'être convaincue de leur véracité.
- Pour terminer votre séance, faites revenir votre attention sur votre corps et votre respiration afin de retrouver l'ancrage au souffle et les sensations de calme qu'il génère.

- **Bénéfices**

Ce temps d'écoute n'a pas pour but de supprimer les pensées ou les émotions mais de vous aider à mieux les gérer et à calmer votre esprit. En pratiquant de cette manière, vous évitez de nourrir et d'entretenir vos ressentis négatifs.

- **Durée**

Cinq minutes peuvent suffire.

- **Fréquence**

Chaque fois que vous avez conscience de ressasser, de vous obstiner à propos d'événements qui vous ont contrariée.

- **Où ?**

Un endroit calme favorisera votre concentration.

Avec un peu d'entraînement, vous augmenterez votre bienveillance et votre capacité de résilience.

Séance 6 : Je trouve mon « lieu-ressource »

Dans le CD : Piste 6

Voici un second exercice qui constitue une invitation au voyage. Le lieu-ressource vous sera d'une grande aide dans les moments de stress ou de crainte.

- Pour commencer ce voyage, installez-vous confortablement, allongée ou assise. Et concentrez-vous sur votre respiration abdominale. Elle peut rapidement générer de la détente.

  Doucement, vous sentez chaque partie de votre corps en associant cette conscience pleine et entière à une intention de détente.

  Si vous percevez des sensations de relâchement, vous pouvez les intensifier. Si votre corps résiste, ne forcez rien et restez simplement à l'écoute de votre respiration. Essayez de conserver cette bienveillance vis-à-vis de vous-même.

  Lorsque vous sentez du confort, laissez votre imaginaire vous emporter dans ce lieu calme. Des images vont se former, profitez-en pour vous laisser porter par cet imaginaire que vous développez pas à pas.

Une petite voix intérieure vous raconte cet endroit, vous le vivez pleinement, vous découvrez une multitude de couleurs, des formes de toutes sortes, tous les détails de l'endroit dans lequel vous vous trouvez, vous savourez les parfums, les odeurs, en vous enivrant du bon air que vous respirez.

- Enrichissez cet imaginaire avec vos cinq sens, vivez pleinement tout ce que vous offre la vue, le toucher, l'ouïe, l'odorat.
- Lorsque vous avez terminé votre exploration, vous retrouvez votre axe de respiration et toutes les sensations qui s'associent à celles-ci. Vous prenez à nouveau le temps de vous laisser bercer par ce rythme détendant. Et vous revenez tranquillement à vos occupations en conservant du mieux que vous pouvez cet état de calme intérieur.

- **Bénéfices**
Prenez de la distance avec les situations que vous vivez et retrouvez de la sérénité.
Je vous invite à un voyage mental dans un lieu que vous aimez, un endroit imaginaire ou connu, qui est pour vous synonyme de tranquillité et de sécurité. Ce voyage mental est aussi l'occasion de vous reconnecter à vos cinq sens en développant votre sensorialité.

- **Durée**
15 minutes.

- **Fréquence**
Un jour sur deux.

- **Où ?**
Choisissez de préférence un endroit extérieur, en pleine nature, vous profiterez de toute sa richesse.

Vous pourrez également prendre conscience de vos cinq sens dans des situations informelles comme le moment de vos repas, votre toilette, vos promenades…

Vous deviendrez petit à petit plus présente à votre vie.

Je respecte mon sommeil, mon atout pleine forme

Pendant le premier trimestre de la grossesse, de grands changements physiologiques s'opèrent. Votre taux de progestérone augmente, favorisant l'hypersomnie. Cette hormone a un effet sédatif ! Il n'est pas étonnant que vous vous sentiez fatiguée.
La solution durant cette période est de faire fréquemment des micro-siestes et de vous offrir des temps de relaxation.

Vos nuits vous permettent de récupérer physiquement et psychologiquement, de reconstituer vos réserves énergétiques, de reconstruire vos cellules, de restaurer votre organisme et vos sécrétions hormonales.
Un bon sommeil favorise la maturation de votre système nerveux l'intégration des apprentissages, la mémorisation… et améliore votre humeur.

Diverses études démontrent que 20 minutes de sieste suffisent à retrouver concentration et efficacité.
Si cela est possible durant votre activité professionnelle, profitez du temps du déjeuner pour faire une pause. Un temps de relaxation serait bienvenu, mais cela peut aussi être un temps d'attention à la respiration.
Chez vous, prenez ce temps pour faire une petite sieste, bien plus récupératrice qu'une grasse matinée. Et pensez à votre confort en installant un coussin sous vos genoux pour soulager le bas de votre dos.

Vous êtes programmée pour dormir la nuit et votre horloge biologique, si vous la respectez, vous permet de récupérer au mieux.

Comprendre les cycles du sommeil

Votre sommeil est constitué de plusieurs cycles : trois à cinq cycles de 90 minutes en moyenne. Chaque cycle se décompose en trois phases :
- le sommeil lent et léger durant lequel un stimulus léger peut encore vous réveiller ;

- le sommeil lent et profond durant lequel le corps se construit et se répare ;
- le sommeil paradoxal durant lequel vous rêvez.

À chaque fin de cycle, vous vous éveillez, souvent sans vous en rendre compte, car votre cerveau vous incite à vous rendormir aussitôt pour enchaîner un nouveau cycle.

Soyez donc à l'écoute des premiers signes de fatigue : bâillements, paupières qui s'alourdissent… et ne tardez pas à vous mettre au lit !
Si vous manquez votre premier cycle de sommeil, vous devrez attendre le suivant.

Lorsque la luminosité diminue, votre horloge interne vous indique qu'il est temps de vous mette au lit. La température de votre corps diminue et vous secrétez une hormone appelée mélatonine, l'hormone de l'endormissement. Si vous n'êtes pas dérangée à ce stade, votre respiration va ralentir, votre activité cérébrale va diminuer et vos muscles se relâcher. Vous entrez alors dans le premier cycle de sommeil.

Afin de favoriser le moment de l'endormissement :

- évitez les dîners trop copieux et les protéines qui peuvent stimuler la vigilance ;
- ne prenez pas de bain ou de douche trop chauds, vous risquez de faire remonter la température de votre corps qui s'abaisse naturellement en fin de soirée ;
- aérez votre chambre avant de vous coucher, la température idéale pour bien dormir est de 18 °C ;
- si vous avez un rituel avant de dormir, ne le changez pas mais attention aux tablettes et smartphones dont la luminosité empêche la mélatonine de s'exprimer, donc le sommeil de se réguler ;
- évitez de boire en trop grande quantité durant les deux heures qui précèdent votre coucher.

Pour améliorer la qualité de votre sommeil, les techniques sophrologiques sont vos alliées.

Comme nous l'avons vu précédemment dans les techniques de gestion du stress, la relaxation et l'apaisement du mental permettent d'atteindre un état de conscience modifiée durant lequel sont émises les ondes Alpha, très propices à l'endormissement.
Les techniques de relaxation proposées plus haut : « Je me relaxe » (p. 43) et « Je trouve mon "lieu-ressource" » (p. 60) pourront être utilisées pour favoriser votre endormissement. Écoutez-les régulièrement.
Le processus repose sur un relâchement musculaire de chacune des parties de votre corps, en associant la conscience de la respiration et plus particulièrement de l'expiration pour libérer les tensions.
En joignant des pensées ou des images positives à cet exercice, vous libérez des hormones propices à votre bien-être : les endorphines.

Pour terminer, si vos pensées se cristallisent sur l'idée que vous devez dormir, il y a peu de chance pour que vous y arriviez. Si vous vous focalisez sur le sujet, vous risquez de générer un stress qui va retarder votre endormissement.
La première chose à faire est donc de lâcher prise avec cette pensée et d'accepter que le sommeil n'arrive pas tout de suite.
Il n'y a rien à vouloir, laissez faire et faites confiance à votre corps !

J'atténue mes nausées

Parmi les petits maux de ce premier trimestre, les nausées arrivent fréquemment en tête et vous empêchent peut-être de vous faire plaisir lorsque vous êtes à table.
Ces nausées sont liées à la production des hormones de grossesse, les œstrogènes.
Pour réduire ces nausées :

- n'hésitez pas à manger moins copieusement mais plus souvent ;
- essayez de ne pas sauter de repas, les besoins de votre organisme sont plus importants ;
- mangez lentement pour faciliter votre digestion.

Si ces nausées sont intenses et perdurent, vous pouvez consulter un médecin homéopathe ou un acupuncteur. Ils vous indiqueront les traitements compatibles avec votre grossesse et pourront vous traiter sans danger pour votre bébé.
Si ces nausées sont supportables, il est intéressant de vous tourner vers vos capacités d'évocation.

Chaque fois que vous vous entraînez à la relaxation, poursuivez votre séance en imaginant avoir un agréable goût de menthe dans la bouche. Cela peut-être une pastille à la menthe, une boisson, une glace…
Vous prendrez le temps de le regarder et de le sentir avant de le mettre dans votre bouche. Ce goût bien frais remplacera n'importe quel autre goût ou sensation que vous pourriez avoir.
Chaque fois que la sensation de nausée apparaîtra, vous répéterez cet imaginaire. Plus souvent vous le ferez, plus votre capacité d'évocation donnera place à ce réflexe et les nausées seront atténuées.
Même si votre première tentative n'est pas évidente, poursuivez. Votre cerveau a besoin de répétitions pour intégrer vos suggestions.
Si l'odeur et le goût de la menthe ne vous conviennent pas, vous pouvez imaginer quelque chose de frais, comme un fruit ou un parfum délicat que vous appréciez particulièrement.

Chaque pensée crée une réalité en vous, et le simple fait de penser à cette odeur ou à cet aliment créera une réponse physiologique comme la salivation ou l'envie d'imaginer le manger. Votre pensée orientée différemment sera susceptible de transformer votre ressenti.
Si vous avez du mal à ressentir les sensations suggérées dans votre corps, ce n'est pas grave. Les suggestions d'exercices sont des propositions, pas des obligations. Avec de l'entraînement, vous y arriverez. Chacun son rythme.

Je renforce ma confiance

Grâce à une pratique régulière, vous avez développé plus de conscience de votre corps, de vos sensations, de vos besoins. Vous acceptez vos légères rondeurs, vos fluctuations d'humeur.
Cette écoute attentive et bienveillante contribue également au renforcement de votre estime et de votre confiance.

Alors cultivez la pensée positive, laissez grandir votre confiance et continuez de vous faire plaisir et de prendre soin de vous !
Vous allez bientôt pouvoir annoncer la bonne nouvelle à vos proches.

Je vous laisse découvrir, dans la séance suivante, une manière bien agréable de mobiliser vos pensées.

Le témoignage de Zoé, 36 ans

Je suis tombée enceinte de jumeaux et le début de ma grossesse a été un calvaire : je ne supportais plus mon corps. Les pratiques sophrologiques m'ont permis de me réconcilier avec moi-même et de vivre ma grossesse plus sereinement jusqu'à la naissance de mes enfants. Mes émotions se sont transformées peu à peu, je suis devenue bien plus positive, plus gaie. J'ai réappris à caresser mon ventre, à me sentir plus en lien avec mes bébés et à me faire confiance.

MA SÉANCE SOPHRO

Séance 7 : Je développe ma confiance

- Commencez par vous installer confortablement, puis détendez-vous en prenant soin de chaque zone de votre corps, votre visage, vos membres, votre corps tout entier ou portez votre attention sur votre souffle, comme vous savez déjà le faire. Donnez-vous le temps nécessaire pour qu'un relâchement apparaisse, même s'il est léger.
- Imaginez ensuite le niveau de confiance en vous qui vous semble utile, voire indispensable pour vivre votre grossesse et la naissance de votre enfant sereinement. Une confiance parfaitement adaptée à votre situation du moment, celle dont vous rêvez et vous rassure. Accordez-vous le temps de laisser venir les émotions liées à cette pensée.
- Puis imaginez tout ce que cette confiance vous apporte, tout ce qu'elle change dans votre vie, peut-être votre façon de parler, de bouger, de marcher. Peut-être votre état d'esprit vis-à-vis de cet enfant qui grandit en vous et de votre grossesse. Sentez ce que toutes ces pensées font naître en vous. Une force intérieure, une énergie, de la joie… Laissez ces sensations vous imprégner.
- Votre attention reviendra ensuite sur votre corps et vos ancrages et vous resterez un moment à savourer ces étonnants ressentis de confiance. Rappelez-vous : votre corps est fait pour donner la vie, vous êtes programmée pour cela.

- **Bénéfices**
  Activation de vos capacités de confiance, adaptée à vos besoins personnels.
- **Durée**
  5 à 10 minutes.
- **Fréquence**
  À chaque fois que vous en ressentez le besoin.
- **Où ?**
  Dans un endroit calme.

LES RÉPONSES À VOS QUESTIONS

1. Y a-t-il des précautions à prendre pour pratiquer la sophrologie ?
Ce programme est parfaitement adapté à la grossesse et il ne présente aucun risque dans la mesure où vous le respectez dans l'ordre où il est proposé. Certaines femmes font facilement des malaises, il faut donc vous écouter !
Veillez à ne pas répéter un exercice si vous ressentez des vertiges ou de la fatigue. Ne forcez jamais durant les exercices de respiration, et ne bloquez pas votre respiration lorsque vous êtes debout.

2. Est-ce que je risque de mal faire quand je pratique toute seule ?
Absolument pas. Et si vous modifiez légèrement les étapes du protocole, vous ne prenez aucun risque.
Ce qui compte le plus dans votre pratique, ce sont vos intentions, elles ne peuvent être que positives vis-à-vis de votre bébé.

3. J'attends des jumeaux, est-ce que les techniques proposées sont adaptées ? Serai-je d'ailleurs deux fois plus fatiguée ?
Oui, ce programme est adapté. Il faudra simplement entraîner votre imaginaire à accueillir deux bébés.
Il est possible que vous soyez plus fatiguée puisque les besoins de vos bébés seront multipliés par deux. Il faudra donc vous reposer davantage. Pratiquez le plus souvent possible les exercices proposés (relaxation, récupération d'énergie…). Vous bénéficierez également d'un congé maternité plus long pour avoir plus de temps pour vous.

4. Je me sens tellement stressée au travail que j'ai peur pour mon bébé. Est-ce que ce programme peut m'aider ?
Toute la première partie de ce programme est plus particulièrement orientée vers la gestion du stress et des émotions. Il vous suffit de le pratiquer régulièrement pour percevoir des changements et un retour à l'équilibre.
Si vous vous sentez totalement dépassée par votre charge de travail, parlez-en à vos supérieurs et à votre médecin. Veillez à ne pas prendre de traitement sans conseils.

5. Je suis trop prise par mon travail pour prendre des pauses, si je m'entraîne seulement le week-end est-ce que cela suffit ?

Que vous soyez enceinte ou non, la meilleure façon de gérer votre stress et vos émotions réside dans ces micro-pauses. Quelques minutes suffisent pour reposer votre corps et votre mental. Vous n'en serez que plus efficace.

6. Je n'arrête pas de penser à mes nausées. Que puis-je faire ?

La fatigue a tendance à accentuer les nausées, reposez-vous un peu plus, faites des micro-siestes et de la relaxation au cours de la journée. Évitez également la chaleur, sortez prendre l'air et utilisez la technique qui consiste à imaginer un goût mentholé et frais dans votre bouche. Occupez-vous le plus possible pour faire diversion.

Par ailleurs, sachez que les nausées apparaissent fréquemment vers la sixième semaine de grossesse pour disparaître vers la fin du troisième mois. Néanmoins, certaines femmes ne connaissent pas ces désagréments tandis que d'autres pourront ressentir ces nausées bien au-delà des douze semaines.

7. Je fume plusieurs cigarettes par jour, est-ce que la sophrologie peut m'aider à arrêter ?

Oui, la sophrologie, ainsi que l'hypnose, peuvent vous aider. Ce sera d'ailleurs très bénéfique pour votre enfant et pour votre santé. Quelques séances individuelles vous y aideront.

N'oubliez pas que lorsque vous fumez, votre bébé fume aussi. Et si des personnes fument autour de vous, votre bébé va le subir, avec toutes les conséquences que cela implique. Invitez vos proches, s'ils sont fumeurs, à fumer à l'extérieur.

8. J'ai peur de faire une fausse couche. Que faire pour me libérer de mes angoisses ?

Les exercices de respiration et de relaxation avec la visualisation de votre lieu tranquille vous seront d'un grand secours. Vos pensées seront attirées par ce qui occupe votre esprit. Les exercices de tension/détente seront aussi très utiles pour évacuer ces angoisses.

9. Même si je sais qu'il y a un risque de fausse couche durant le premier trimestre de la grossesse, je suis déjà très attachée à mon bébé. Comment faire pour moins m'investir ?

Il est bien sûr très difficile de rester neutre et de ne pas se projeter dans cette grossesse. La première chose à faire est de vous investir totalement dans votre bien-être pour maintenir votre forme. Acceptez d'être submergée par vos multiples interrogations ou par vos émotions. Apprenez à être disponible pour vous-même.

10. Je n'arrête pas de pleurer. Cela m'inquiète. Que cela signifie-t-il ?

Les sautes d'humeur sont liées aux bouleversements hormonaux que vous subissez depuis le début de votre grossesse. Si cet état reste ponctuel, il n'y a aucune inquiétude à avoir.

Par contre, si vous pleurez constamment, si vous ressentez une tristesse persistante et que vous n'avez plus goût à rien, mieux vaut demander l'avis de votre médecin.

11. J'ai sans cesse envie de dormir, est-ce normal ?

Les bouleversements hormonaux liés à la grossesse entraînent beaucoup de fatigue. Reposez-vous le plus possible. Si vous travaillez, essayez de vous coucher tôt et privilégiez les moments de sieste le week-end. Cette fatigue s'estompera à la fin de votre premier trimestre.

12. Quand je me concentre sur ma respiration, je me sens oppressée. Ces exercices sont-ils indispensables ?

L'entraînement à l'attention à la respiration peut se faire de plusieurs manières. Vous avez le choix entre la respiration nasale, thoracique, abdominale. Vous pouvez faire l'expérience des trois et choisir celle qui est la plus confortable pour vous. Si l'attention au souffle reste difficile pour vous, vous donnerez toute la place à votre corps pour revenir sur le souffle à d'autres moments de votre grossesse.

L'important est votre confort, vous n'avez rien à forcer.

CHAPITRE 4

DEUXIÈME TRIMESTRE DE MA GROSSESSE : LE TEMPS DE L'ATTACHEMENT

Ça y est ! Le premier tiers de votre grossesse est passé. Si vous étiez sujette aux inconforts, ils s'apaisent. Vous vous sentez plus stable émotionnellement. L'aventure se poursuit, pleine de découvertes, d'expériences, de sensations et d'émotions riches et intenses. Vos sentiments d'attachement se renforcent.
Vous avez peut-être annoncé la bonne nouvelle à votre entourage car votre grossesse devient visible, votre ventre s'arrondit doucement. Votre joie peut enfin être partagée !

Durant ce trimestre, votre bébé va grandir et grossir jusqu'à doubler son poids. Les traits de son visage se précisent, son nez, sa bouche, ses oreilles ont pris leur emplacement. Ses paupières sont formées mais il ne peut pas encore les ouvrir. En revanche, il peut ouvrir la bouche pour boire quelques gorgées de liquide amniotique.
À ce stade, son corps se développe plus vite que sa tête et sa peau se recouvre d'un fin duvet. Ses cheveux commencent à pousser.

Au quatrième mois, il n'est pas plus gros qu'une poire.
Ses reins, son système urinaire et son système circulatoire ont commencé à fonctionner.

Au cinquième mois, il suce ses doigts pour s'entraîner à la tétée.
À cette période de son développement, bébé a conscience de son environnement sonore : il perçoit votre respiration, les battements de votre cœur, tous les sons de votre corps créent un environnement rassurant, sécurisant.

Il réagit au son de votre voix. Il est sensible à votre état émotionnel, ce qui donne tout son sens à vos pratiques régulières de détente et d'ancrage à votre corps. Lorsque vous vous relaxez, votre bébé se relaxe aussi !

Ses mouvements tout petits sont maintenant perceptibles et au cours du sixième mois, vous ferez facilement la différence entre ses phases d'éveil et de sommeil.
Vous vous sentez pleine d'énergie et physiquement soulagée, les changements sont plus progressifs qu'au cours des mois précédents.
De légères contractions utérines se produisent ; si elles sont indolores et irrégulières, pas d'inquiétude, votre corps continue de s'adapter au développement de votre utérus. Ces contractions apparaissent généralement lors d'une consultation, lorsque votre obstétricien palpe votre utérus, lorsque les mouvements du bébé sont fréquents, après un rapport sexuel, un effort physique, une période de stress ou de fatigue.

Le repos et la relaxation sont les meilleures réponses à apporter.

Ces contractions n'ont aucun effet sur l'ouverture de votre col, néanmoins, si vous êtes inquiète, n'hésitez pas à vous déplacer à la maternité ou chez votre sage-femme. Les contractions d'accouchement seront plus intenses et plus longues, vous ne pouvez pas les confondre.

Lors des séances du troisième trimestre, je vous expliquerai comment vivre vos contractions plus confortablement.

C'est au cours du cinquième mois, entre la 20e et la 22e semaine de votre grossesse, que vous passerez votre deuxième échographie. N'oubliez pas de prévoir ce rendez-vous et conviez votre conjoint s'il n'a pas pu être présent à la première.
Lors de cet examen, votre médecin vérifiera que tout va bien du point de vue morphologique : les organes et la taille des membres de votre bébé… L'échographiste vous demandera si vous souhaitez connaître le sexe de votre enfant.

Cet examen peut engendrer de l'appréhension. Vos pensées s'orientent peut-être vers des craintes.
L'astuce est de vous préparer à ce rendez-vous en utilisant toutes les techniques de gestion du stress : la respiration, le lâcher-prise et la détente, expliqués dans le deuxième chapitre. Même si vous ne ressentez aucune inquiétude, cet entraînement vous apportera un relâchement supplémentaire. Un plus, assurément !
Orientez vos pensées vers les aspects positifs de cet examen. Restez calme et détendue pour profiter de ce rendez-vous unique. Cette rencontre est une magnifique expérience.

Au cours de ce chapitre, je vous expliquerai très précisément comment vous préparer mentalement. Cette technique, également utilisée par les sportifs de haut niveau, est adaptable à de nombreuses situations.

Je fais face à des sentiments parfois ambigus

Votre état d'esprit peut vous surprendre. Certains jours, vous vous sentez très enthousiaste et joyeuse à l'idée de ce bébé à naître. Vous le souhaitiez, il est enfin là, en train de grandir dans votre ventre !
Puis des pensées paradoxales surgissent, vous regrettez votre décision, vous en voulez à votre enfant d'être fatiguée, nauséeuse… Vous culpabilisez de ces périodes d'anxiété, de questionnements, de peurs.
La peur que votre corps soit définitivement déformé par cette grossesse, que vos seins s'abîment si vous allaitez, que votre poids ne soit plus jamais le même.
Vous vivez des conflits intérieurs qui vous dépassent peut-être. Mais vous n'êtes pas une mauvaise mère !
Ces neuf mois ne sont pas toujours un long fleuve tranquille. La meilleure chose que vous puissiez faire est de reconnaître ces sentiments ambivalents sans vous formaliser. Dans une heure, ou demain, votre état d'esprit aura changé et vous aurez déjà oublié…

Je prends soin de moi

Votre corps se transforme doucement. Grâce aux hormones de la grossesse vous avez un joli teint, de beaux cheveux, vous pouvez vous sentir belle et épanouie grâce à vos soins et à l'attention que vous vous portez. Certaines femmes se sentent particulièrement désirables et pleines d'énergie.
C'est aussi le bon moment pour investir dans des vêtements adaptés et dans des crèmes pour masser votre corps et surtout votre ventre.

Prenez soin de votre peau, vous éviterez les vergetures. Faites de ces massages un moment de rencontre avec vous-même, en étant pleinement présente à ce que vous faites. Profitez de ce temps. Demandez de temps à autre au futur papa de le faire pour vous, ce geste doux sur votre ventre le reliera au bébé.

Prenez également soin de vos jambes. L'augmentation de votre masse sanguine a tendance à dilater vos vaisseaux. Les hormones que vous secrétez depuis le début de votre grossesse diminuent leur tonicité. L'augmentation du volume de votre utérus gêne la circulation.
Il est impératif d'aider le retour veineux. Pensez à surélever vos jambes quand c'est possible. Passez un jet d'eau fraîche à la fin de votre douche en remontant de vos chevilles jusqu'à vos genoux. Marchez tous les jours.
Des bas de contention pourront vous être prescrits en prévention.

L'avis de la sage-femme

Lors du deuxième trimestre, la plupart du temps tout va bien. Maman s'arrondit, bébé bouge, le dialogue et les échanges avec lui émerveillent les futurs parents. Ne vous pressez pas, prenez le temps d'être à l'écoute de vous-même, de vos limites. Gérez votre fatigue, sachez vous reposer plus souvent pour continuer à bercer bébé au creux de votre cœur. Bouger à son rythme pour garder la forme et parfois modifier ses habitudes permettent de prendre encore plus conscience de ce moment magique.

Je suis attentive à mon alimentation et à mon hygiène

Si vous aviez des nausées, elles ont probablement disparu et vous avez parfois envie de manger pour deux.
La façon de vous nourrir occupe une place prépondérante dans le développement de votre bébé et de votre santé. Votre enfant grandit grâce à ce qu'il reçoit par voie sanguine *via* le placenta.
Votre alimentation doit être variée pour assurer les apports nécessaires en vitamines, minéraux et nutriments.

Voici quelques conseils pour la préparation de vos repas :

- avant de préparer les repas, lavez-vous toujours soigneusement les mains ;
- lavez bien les fruits et légumes ;
- veillez à la propreté de votre réfrigérateur.

Manger sainement favorisera une belle énergie et une prise de poids sans excès (vous pouvez prendre 10 à 12 kilos durant votre grossesse).

Je vous propose de faire attention aux points suivants, pour vous aider dans votre recherche d'équilibre, dans votre alimentation et votre rythme de vie :

- continuez à manger lentement, à bien mâcher et à répartir les quantités de nourriture sur la journée. Évitez les grignotages. Les hormones de la grossesse entraînent un relâchement de la valve située en haut de l'estomac, et fréquemment, des remontées acides se produisent. De plus, votre utérus grandit au fur et à mesure et exerce une pression sur votre estomac ;
- pour réduire cette acidité, évitez les aliments acides, gras ou épicés ;
- augmentez la consommation de fruits et de légumes pour favoriser l'apport de vitamines et de fibres et éviter que vos intestins ne soient paresseux. Favorisez les produits frais et de saison ;
- votre volume sanguin augmente, vous avez besoin d'aliments riches en fer (poisson, viande rouge, jaune d'œuf cuit, légumes secs, légumes verts et céréales). Attention, les viandes consommées devront être bien cuites ;
- pensez à vous hydrater tout au long de la journée. Vous limiterez les risques de constipation ;

- à noter : l'alcool se transmet rapidement au bébé par le sang et peut altérer sa santé. Sa consommation est formellement contre-indiquée. Buvez de l'eau (non gazeuse), des jus de fruits et des tisanes. Le thé et le café sont à consommer avec modération ;
- prévoyez un oreiller supplémentaire pour vos siestes et vos nuits. La posture semi-assise vous soulagera ;
- continuez à marcher, nager, bouger mais pratiquez une activité physique adaptée à votre grossesse. Vous aiderez votre système circulatoire.

Si ces précautions sont insuffisantes, parlez-en à votre médecin. Il vous prescrira un traitement adapté à votre état.

Soyez pleinement présente au moment des repas, cela vous évitera de manger sans faim. Il est impératif de prendre votre temps pour faciliter la digestion, et vivre chacun de vos repas avec vos cinq sens et plus encore les sens de l'odorat et du goût.

J'accepte pleinement mes sentiments et ressentis

Tout en poursuivant la pratique des exercices précédents, si vous le souhaitez, vous allez en découvrir de nouveaux. Ces séances ont pour objectif de vous guider au plus près des ressentis liés à la présence de votre bébé, d'approfondir votre capacité de lâcher-prise et de vous préparer à vos examens médicaux.

Grâce aux techniques sophrologiques proposées dans ce chapitre, vous allez apprendre à vous connecter à votre enfant et à renforcer le lien qui vous unit, à vous investir pleinement.

Le témoignage de Myriam, 32 ans

Ma grossesse s'est merveilleusement bien passée et la pratique de la sophrologie m'a enthousiasmée pour diverses raisons. J'ai vécu ma grossesse très intensément. Le lien que j'ai installé avec mon bébé a été si fort que je me sentais en fusion permanente, attentive au moindre mouvement lorsque j'étais en relaxation. Je remarque qu'aujourd'hui mon enfant est très calme et capable d'une grande attention.

MES SÉANCES SOPHRO

Séance 8 : Je détends mes épaules

- Les yeux ouverts ou fermés, installez-vous le dos droit, la tête bien droite posée sans tension sur le cou.
- Sur une inspiration profonde, levez vos épaules en direction de vos oreilles, et sur une expiration lente, relâchez-les. Vous êtes bien présente au mouvement que vous répétez à deux ou trois reprises. Votre respiration se synchronise au mouvement qui devient plus fluide.

Vous essaierez, durant la journée, d'être à l'écoute des tensions du haut de votre corps pour les libérer régulièrement. Le visage décrispé, la mâchoire relâchée, les épaules détendues entraînent tout naturellement plus de détente dans le bas de votre corps. Votre abdomen sera lui aussi plus relaxé et votre énergie conservée.

- **Bénéfices**

Cet exercice en mouvement, facile à faire en posture assise ou debout, libérera votre nuque, vos épaules et vos trapèzes.

Séance 9 : Je me libère des tensions physiques et mentales

- Commencez en choisissant une position confortable, assise, la colonne vertébrale bien droite, le poids du corps réparti sur le support. Si vous préférez être allongée, prenez le temps de conscientiser vos points d'appui.
  Fermez doucement les yeux et la bouche et prenez quelques inspirations profondes par le nez jusqu'à ce que votre corps et votre mental s'harmonisent. Les expirations sont longues et profondes.
- Bien consciente des tensions existantes et de vos contrariétés, prenez une longue inspiration en imaginant rassembler toute cette négativité. L'expiration vous sert à évacuer toutes les tensions, qu'elles soient physiques ou mentales.
  Une légère crispation du visage, des mains ou du corps tout entier peut être associée à ces respirations.

- Répétez deux ou trois fois ces respirations profondes pour vous libérer de tout ce qui vous pèse.
- Vous sentez et visualisez votre corps et votre ventre en imaginant votre bébé à l'intérieur, bien à l'abri, bien en sécurité. Votre bassin se relâche, votre sangle abdominale aussi. Votre respiration se calme.
- Imaginez une couleur synonyme pour vous de calme, de tranquillité, une couleur que vous inspirez en imaginant qu'elle entre en vous à chaque mouvement du souffle pour vous remplir de toutes ces sensations. Vous suivez son chemin. Cela peut être une lumière douce qui apporte toute sa chaleur, un symbole si cela vous convient mieux. Faites à nouveau confiance à votre intuition pour vous laisser guider par votre imaginaire. Cette visualisation laissera place à un bien-être physique et émotionnel.

- **Bénéfices**
  Ce nouvel exercice va vous aider à évacuer des pensées négatives et à retrouver une plus grande énergie.
- **Durée**
  5 à 10 minutes.
- **Fréquence**
  À faire systématiquement lorsque vous pensez constamment à vos contrariétés.
- **Où ?**
  Un endroit calme dans lequel vous êtes seule.

En devenant plus expérimentée, il vous sera possible d'augmenter progressivement la durée de votre pratique. Votre espace intérieur s'en trouvera agréablement modifié et votre mental sera plus serein.

Voyons maintenant comment être au plus près de votre enfant et dialoguer avec lui. Cette étape du programme est une pratique primordiale.
La réceptivité de votre bébé vous permettra de communiquer de plus en plus avec lui, d'explorer les possibles interactions et de vous en amuser.

Je vous propose donc de découvrir comment vous mettre en lien avec votre enfant, lien qui se construit dès les premiers mois de votre grossesse, vous l'aurez compris.
Il s'agit d'une très belle technique, souvent pleine d'émotions. Si des larmes de joie coulent sur votre visage, accueillez-les.

Séance 10 : J'approfondis ma connexion avec mon bébé en me relaxant

Dans le CD : Piste 7

- L'attention à votre corps et à votre état du moment n'a plus de secret pour vous. Fermez les yeux, accueillez-la, sans jugement, laissant les tensions disparaître chaque fois que cela est possible.
- Vous retrouvez votre espace de confort, comme un cocon, et vous vous laissez bercer par votre respiration.
  Notez que dès que votre visage est détendu, votre corps suit spontanément le mouvement et se relâche presque instantanément. Il est donc intéressant de passer du temps sur cette partie du corps, si votre état d'esprit le permet, car je vous rappelle qu'il est impératif de ne rien forcer.
  Si la détente ne se fait pas, acceptez-le.
- En laissant « fondre » le corps sur le support, en laissant venir toutes les images liées à la détente, quelque chose en vous changera. Cette pratique de libération des tensions sera pour vous la clé d'une plus grande sérénité à votre arrivée à la maternité et jusqu'à votre accouchement.
- C'est le moment opportun pour porter toute votre attention sur votre ventre et accueillir votre bébé, vous ouvrir à vos ressentis physiques et émotionnels. Les mains sur votre ventre si cela vous convient, vous pouvez l'imaginer dans ses moindres détails, visualiser la manière dont il est installé, son corps, ses jambes, ses pieds, ses bras et ses mains et symboliser le lien qui vous unit.
  Laissez votre intuition vous guider et exprimez mentalement toute votre tendresse, tout votre attachement à votre enfant. Ce lien peut être en couleur, fin, épais, lumineux… Vous pouvez laisser libre cours à votre imagination. Vous

avez conscience d'être reliés l'un à l'autre. Vous continuez de transmettre à votre enfant les messages qui vous tiennent à cœur.

- Pendant cet exercice, soyez régulièrement attentive à vos émotions, quelles qu'elles soient, sans chercher à les contrôler, dans un état d'esprit accueillant et bienveillant.
- Lorsque vous estimez avoir passé suffisamment de temps dans cette attitude, vous pouvez réactiver votre respiration et sentir les mouvements thoraciques, les mouvements abdominaux, la température de l'air que vous respirez. Bougez vos doigts, vos pieds ; vous pouvez vous étirer, bâiller et ouvrir les yeux pour retrouver votre environnement. Terminez votre pratique tout en douceur pour en maintenir les bienfaits.

- **Bénéfices**
  Cette parenthèse est une invitation à retrouver le calme, en suivant votre respiration qui est maintenant votre fidèle alliée. Et en vous connectant mentalement à votre bébé.
- **Durée**
  10 à 15 minutes.
- **Fréquence**
  Chaque jour si vous le souhaitez.
- **Où ?**
  Dans un endroit calme.

Chaque jour, vous pourrez aller à la rencontre de votre enfant de cette manière, vous autoriser ce moment d'intimité, d'osmose et d'émotions. Votre bébé en profitera tout autant que vous.

Quelques suggestions :

Pour ne pas oublier ces instants précieux

Prenez des notes dans un petit carnet, exprimez vos ressentis, vos interrogations… Ces notes seront des souvenirs inoubliables, souvent merveilleux, et toujours forts en émotions. Elles seront à conserver pour vous ou à partager avec le futur papa qui comprendra peut-être mieux vos attitudes et vos émotions.

Pour installer plus rapidement un réflexe de détente et approfondir vos capacités de relâchement

Durant la journée, détendez régulièrement votre visage, vos épaules, en laissant votre ventre respirer librement, les yeux ouverts ou fermés, et même en pleine activité.

Pour parfaire vos capacités de détente

Grâce à votre expérience de relaxation, vous vous familiarisez avec l'intention de détente, qui devient à ce stade plus précise, avec des moments de focalisation sur certaines zones de votre corps.
Votre bassin, la largeur de vos hanches, votre pubis feront partie intégrante de vos séances. Vous installerez la détente dans tout votre bassin. En vous concentrant plus précisément sur votre utérus et sur les voies génitales, vous explorerez vos capacités de détente en prévision du jour de l'accouchement. Ces perceptions plus fines de votre corps vous aideront à relâcher davantage le périnée et le vagin et à faciliter le travail le jour J.

Pour ritualiser vos bonnes habitudes

Multipliez les pauses dans la journée, pour écouter votre corps, vos besoins, votre bébé.
Poursuivez également les pratiques de pleine conscience au moment des repas, de votre toilette, de vos promenades… pour être ainsi plus présente.

Tous ces moments favoriseront le lâcher-prise et le repos mental.
Même si un endroit calme est propice à une plus grande capacité d'attention,

il est tout à fait possible d'expérimenter ces pratiques dans un lieu animé. Si vous attendez le moment idéal, vous risquez de limiter votre pratique.

À savoir :
La musique pourra bien sûr faire partie de vos moments de détente, elle est reconnue pour favoriser l'endormissement et soulager l'anxiété. Elle provoque la production d'endorphines, hormones du bonheur et peut vous aider dans vos intentions de détente.

Veillez simplement à varier le contexte dans lequel vous prenez ce temps pour vous. Vers la 20e semaine de votre grossesse, votre bébé entend les sons, il profitera de votre environnement musical et des sons de votre voix. C'est aussi à cette période que votre bébé développera une sensibilité à votre état émotionnel.

Je prends soin de mon sommeil

L'entraînement du premier trimestre vous oriente doucement vers plus de facilité pour déclencher le processus de relaxation et plus de disponibilité à vous-même. Ce phénomène améliore la qualité de votre sommeil.
Il y a un rapport direct entre l'émotion et la tension musculaire, le contrôle de cette dernière entraînant le contrôle de l'émotivité. Pratiqué avec régularité, il influera sur vos systèmes musculaire, respiratoire, circulatoire et nerveux.

Votre sang circule mieux, il permet l'élimination rapide des déchets accumulés. Vos organes, libérés de leurs tensions parfois intenses, remplissent leurs fonctions avec un maximum d'efficacité.
La relaxation est donc une attitude qui conduit à l'épanouissement de vos ressources les plus précieuses.

Voici une nouvelle pratique destinée à vous aider à vous endormir.
Si votre sommeil est légèrement perturbé, concentrez-vous le plus souvent possible sur votre sensation de respiration. Cet acte très simple permet de se recentrer et de ressentir de l'apaisement.
Encore une fois, évitez de vouloir à tout prix dormir, vous n'aurez aucun succès…

MA SÉANCE SOPHRO

Séance 11 : J'apprends à me relaxer autrement

Dans le CD : Piste 8

- Allongée sur le dos, si cela est confortable pour vous, ou sur le côté, commencez par respirer profondément à plusieurs reprises.
- Faites ensuite un rapide inventaire de votre corps, de vos sensations, de vos points d'appui et des zones de tension que vous pouvez détendre.
- Laissez-vous bercer par votre respiration et prenez le temps de sentir votre corps respirer. Cela provoque une sensation très agréable et très douce.

Cette attention bienveillante à votre souffle peut à elle seule vous entraîner dans les bras de Morphée.
Vous poursuivez ensuite avec chacune de ces étapes :

- Première étape :

Retrouvez votre lieu-ressource, ce lieu imaginaire désormais facilement disponible, dans lequel vous vous installez confortablement. Mentalement, vous associez des mots liés à la détente, au calme. Cela peut être la phrase « Je suis tranquille » ou « Je me sens calme ».

- Deuxième étape :

Vous pouvez partir à la recherche de sensations de pesanteur en vous concentrant sur vos bras et vos jambes, ou en laissant venir dans un premier temps la sensation de lourdeur.
Associez des pensées liées à une agréable lourdeur et pensez : « Mon bras droit est agréablement lourd » ; faites de même avec le bras gauche, la jambe droite puis la jambe gauche.

- Troisième étape :

Une douce chaleur peut envahir votre bras droit, le gauche, puis la jambe

droite et la jambe gauche. Vous pouvez évoquer des mots liés à cette agréable sensation de chaleur et associer des pensées comme : « Mon bras droit est très agréablement chaud. »
Ces sensations font appel à des ressentis connus qui, par l'imaginaire, deviendront réalité dans votre corps.
Au cas où la chaleur serait trop intense, vous avez la possibilité de penser à de la fraîcheur, dont l'effet sera tout aussi agréable.

- Quatrième étape :

La respiration est à nouveau votre objet attentionnel, laissez-vous bercer par son rythme, attentive et confiante en vos capacités à vous endormir bientôt.

- **Bénéfices**

  Cet exercice oriente votre esprit vers votre corps, et vous fait découvrir vos capacités à générer des sensations de lourdeur et de chaleur, des sensations très propices à la détente.

- **Durée**

  Jusqu'à ce que vous vous endormiez. Cet exercice peut être répété autant de fois que nécessaire.

- **Fréquence**

  Chaque soir, au moment où vous avez décidé de vous endormir.

- **Où ?**

  Dans votre lit.

Vous avez déjà fait l'expérience de votre lieu-ressource au début de ce livre et vous savez que chacune de vos pensées est capable d'influencer votre corps *via* votre cerveau. Il suffit donc de penser « la lourdeur » pour que le ressenti s'installe.
Plus votre entraînement sera régulier, plus ce lien entre votre corps et votre esprit se mettra en place rapidement.
À force de répétition, il vous suffira de penser « tranquillité » ou « lourdeur » pour que vous glissiez doucement vers le sommeil ou dans un état de détente très agréable et récupérateur.

L'importance de la relaxation et de l'ancrage au corps

Si la relaxation revient à chaque étape de votre grossesse et si je vous invite à poursuivre votre pratique bien au-delà, c'est qu'elle entraîne des réactions physiologiques qui sont bénéfiques pour vous et votre bébé.
Elle engendre une normalisation à tous les niveaux et une harmonisation de vos fonctions physiologiques et psychiques.
Envisagez ces moments de détente comme une parenthèse qui vous conduit vers une meilleure connaissance de vous-même.
Et surtout, ne recherchez pas la perfection. Laissez venir ce qui veut bien venir, sans contrainte et sans effort. Faites-vous confiance et faites-vous plaisir !

Le témoignage d'Anne-Sophie, 30 ans

« Lorsque j'avais les jambes lourdes ou le dos qui tirait, j'étais incapable de faire les exercices. Par mesure de sécurité, j'en ai parlé à mon médecin, qui m'a conseillé de consulter un ostéopathe spécialisé en périnatalité. Ses massages m'ont fait beaucoup de bien et m'ont soulagée. »

Je découvre la préparation mentale, pour être prête le moment venu

Nous avons tous la fâcheuse habitude de « prévoir » et même d'imaginer les difficultés, les problèmes et autres aspects négatifs des événements que vous vivons, parfois par crainte d'être déçus, ou simplement parce que nous avons pris cette habitude.
Cette façon de penser s'inscrit dans bon nombre de nos automatismes, une manière de faire inconsciente, systématique, sur laquelle nous n'avons aucun recul.
Un mental détendu vous aidera à vivre plus agréablement vos divers examens médicaux : vos échographies, vos rendez-vous avec l'obstétricien ou la sage-femme.

Lorsque vous vous relaxez, vous devenez plus perméable aux suggestions, plus « suggestibles ». Il est donc opportun d'envisager certaines étapes de votre vie, importantes pour vous, de manière positive, afin d'intégrer un nouveau scénario plus positif, que vous n'auriez pas un seul instant ou très rarement imaginé par vous-même.
Une partie de votre cerveau, votre inconscient, ne fait pas de différence entre ce que vous imaginez et ce que vous vivez réellement dans un état de détente.

Votre imaginaire devient alors un outil performant pour faire évoluer votre adaptabilité et vous préparer à la réussite.

L'examen du premier trimestre a été un moment émouvant qui vous a plongée dans votre parentalité. Je vous propose maintenant de découvrir la technique qui va vous préparer à la deuxième échographie, celle du cinquième mois.
Cette échographie est importante et vous vous inquiétez peut-être en imaginant déjà que l'on peut découvrir une anomalie dans le développement de votre enfant.

Afin de vous préparer au mieux et d'apaiser vos inquiétudes, il est possible de faire une séance de visualisation en imaginant l'événement tel que vous aimeriez le vivre.
Il ne s'agit pas bien sûr d'inventer un scénario merveilleux ou irréaliste. Il s'agit de vous anticiper en tenant compte de la réalité et de tous les éléments que vous avez déjà. C'est un scénario réaliste et positif que vous vous autorisez à vivre mentalement. Puisque votre esprit est créatif, profitez-en !

Vous retrouverez ces mêmes étapes d'anticipation au troisième trimestre de votre grossesse pour vous préparer à votre accouchement. Votre entraînement aura lieu quelques jours ou quelques semaines avant l'événement que vous appréhendez. Une partie de vous l'aura vécu comme une réalité, vous vous sentirez plus apaisée et plus confiante.

Le témoignage d'Alice, 31 ans

« *Ma grossesse a été difficile : je ne savais pas jusqu'au cinquième mois si mon bébé allait vivre. J'ai appris à vivre dans le présent, à découvrir mon enfant non pas à la maternité mais dans mon ventre, à le sentir réagir à mon pouls, à mes émotions ; à le sentir bouger dans mon corps en harmonie, tous les deux. J'ai appris également à me préparer à l'accouchement qui pouvait être difficile sans péridurale* »

MA SÉANCE SOPHRO

Séance 12 : Je me prépare à un événement

Dans le CD : Piste 9

- Allongée ou assise, commencez par une relaxation légère, comme vous savez le faire. Vous êtes consciente de votre corps relaxé et présente à vos sensations et à votre bébé.
- Poursuivez en imaginant sous un angle positif que votre échographie est terminée. Votre film imaginaire se déroulera au mieux de ce qui est possible, compte tenu des informations que vous avez à propos de votre bébé et de votre état de santé.
- Vous devez bien sûr rester dans la réalité. Laissez cette vision positive s'ancrer dans votre esprit. Il s'agit de prendre le temps de sentir et d'accueillir vos émotions, de vous sentir rassurée et confiante.
- Déroulez ensuite mentalement, étape par étape, les différents moments de votre examen, quel qu'il soit. En laissant la place à une écoute attentive de vos ressentis, vous revivez une deuxième fois l'étape finale, c'est-à-dire la fin de l'examen ou de l'événement. Votre vision positive devient réalité pour votre cerveau. C'est ce qui compte dans ce travail. Les notions de confiance et d'optimisme accompagneront cette « futurisation ».
- Puis orientez votre attention vers votre corps et votre respiration, bien consciente des ressentis et du bien-être dans lequel vous êtes. Revenez dans votre cadre habituel, pleinement confiante.

- **Bénéfices**

Intégrer un nouveau scénario de l'événement à venir.

- **Durée**

10 à 15 minutes.

- **Quand ?**

En amont d'un événement important pour vous. Quelques jours ou semaines à l'avance. À reprendre plusieurs jours de suite.

Je développe ma confiance tout au long de ce deuxième trimestre

Plusieurs éléments sont importants pour approfondir la confiance en vous que vous avez développée au cours du premier trimestre. Vous avez appris à visualiser votre confiance et à en faire une énergie utile. Comment faire maintenant pour intensifier cette confiance ?

D'une part en vous rappelant que vous êtes faites pour donner la vie et que votre corps est programmé pour cela.
D'autre part en vous appuyant sur votre parcours personnel et professionnel, en donnant une juste place à toutes vos réussites et à tout ce que vous avez pu dépasser. Vous aviez peut-être oublié vos victoires : c'est le moment de vous en souvenir.

Nous avons en nous des ressources inconnues, inexploitées, ces pratiques sont aussi pour vous l'occasion de les faire émerger et de les utiliser.
Vos ressources et capacités s'en trouveront renforcées et vous permettrez à un joli cercle vertueux de s'étendre à tout ce que vous vivez. La confiance se nourrit de vos sentiments positifs, de vos croyances en vos ressources et capacités ainsi que de toutes vos expériences réussies et de vos buts atteints.

Nous avons souvent tendance à nous arrêter sur ce qui ne nous convient pas, sur ce qui nous dérange, ce que nous jugeons avoir mal fait. Nous souhaitons toujours que les choses soient différentes. Quel dommage !
Un état d'esprit positif permet de mettre au premier plan tout ce qui va bien, sans ignorer ce qui va moins bien, mais en laissant de la place pour l'ensemble de ce que vous vivez. Il vous suffit d'activer vos pensées !
Voici une pratique pour cultiver un état d'esprit positif et vous remplir d'énergie.

MA SÉANCE SOPHRO

Séance 13 : Séance pour activer ma confiance

- Pensez à vos réussites, aux plus récentes comme aux plus anciennes.
- Faites-vous le film de ces réussites, comme lorsque vous y étiez, en retrouvant le même plaisir, la même satisfaction.
- Imaginez votre rôle de maman tel que vous le souhaitez avec toutes vos qualités. Faites le lien avec celles qui vous ont permis de réussir jusqu'à maintenant.

Bénéfices

Cultiver les pensées positives pour activer votre potentiel et votre bien-être.
Être présente, et consciente des instants que vous vivez.
C'est une manière de vous ancrer dans le présent et de vivre pleinement cette nouvelle étape de votre grossesse.

Quand ?

De manière formelle ou informelle, où que vous soyez, et dès que vous percevez les événements de façon négative.

Durant tous vos entraînements, donnez la préférence aux pratiques qui vous apportent du confort, favorisez la douceur et l'écoute de vos limites, et bien sûr la bienveillance, dans chaque exercice.

Vous voilà prête à aborder la suite de votre grossesse. Vous constatez une détente de plus en plus présente dans votre corps, vous vous sentez paisible et optimiste. Vous savez vous connecter à votre bébé et répondre à vos besoins. Félicitez-vous de vos efforts et poursuivez vos entraînements au quotidien, les bénéfices n'en seront que plus nombreux.

LES RÉPONSES À VOS QUESTIONS

1. Je n'arrive pas à visualiser mon bébé. Je ne vois aucune image. Est-ce normal ?

Certaines personnes sont plus visuelles, d'autres plus auditives, d'autres encore kinesthésiques. Chaque personne a un canal préférentiel pour recevoir l'information et l'appréhender. Cela se fait très spontanément, au fur et à mesure du développement de chacun. Le canal de réception préférentiel n'empêche pas les autres de fonctionner. Il s'agit de les entraîner.

Nous visualisons tous, sans en être totalement conscients. À force de répétitions, vous développerez cette capacité.

2. J'angoisse à l'idée de grossir. Les techniques abordées dans ce programme peuvent-elles m'aider ?

Toutes les techniques qui vous orientent vers une meilleure conscience de votre corps et de votre respiration peuvent vous aider à accepter les transformations de votre corps tout au long de votre grossesse. S'ajoutent à cela les techniques de libération des tensions physiques et mentales pour évacuer vos peurs et vos angoisses. L'objectif de ce livre est de vous permettre de vivre le plus sereinement possible ces neuf mois d'attente, dans votre tête et dans votre corps.

3. Ai-je besoin de connaître mon anatomie en détail pour visualiser et détendre mon ventre ?

Absolument pas. C'est votre intention qui génère la détente, intention qui peut être très globale. Néanmoins, si vous ressentez le besoin de mieux vous connaître, des planches anatomiques vous aideront à préciser vos intentions de relâchement.

4. Je n'ai pas assez de temps pour déjeuner tranquillement, et pourtant j'aimerais beaucoup équilibrer mon alimentation. Que faire ?

Surtout ne pas culpabiliser, votre bébé ne manquera de rien, il risque seulement de puiser dans vos réserves. Ayez toujours une bouteille d'eau avec vous pour vous hydrater suffisamment. Emportez des petits repas équilibrés et profitez des aliments faciles à grignoter ou à boire comme les fruits et légumes, les fruits secs…

Autorisez-vous toujours quelques minutes pour manger quelque chose, en étant en pleine conscience de ce que vous mangez.

5. Je ne suis pas à l'aise avec ma respiration, je me sens oppressée lorsque je me concentre dessus. Dois-je tout de même faire les exercices ?

Dans un premier temps, vous pouvez expérimenter les diverses respirations : abdominale, thoracique, nasale… et choisir le support attentionnel le plus confortable pour vous. Être attentive à ce qui se passe au niveau de votre nez est souvent le plus simple. Il y a de fortes chances pour que cela vous convienne.

Dans tous les cas, ne forcez rien, vous y reviendrez plus tard.

6. Quand je pratique la relaxation, je n'arrête pas de bâiller, il m'arrive même de pleurer. Suis-je trop fatiguée ?

Les exercices liés à la détente vous permettent d'évacuer un surplus de tensions, il est donc parfaitement normal que des larmes ou des bâillements se manifestent. C'est signe que vous lâchez prise.

7. Malgré un entraînement régulier, je ne dors pas bien. Cela signifie-t-il que je ne fais pas les exercices correctement ?

Si vous les faites chaque jour, il est possible que votre désir de dormir devienne une obligation qui vient contrarier un endormissement spontané. Lorsque l'on veut à tout prix dormir, cela se transforme en impossibilité. Essayez de ne rien forcer. Le sommeil viendra de lui-même.

8. Je me sens très motivée pour suivre ce programme mais je n'arrive pas à me concentrer durant toute la durée des séances. Que faire pour m'aider ?

Il est parfaitement normal d'être distraite pas des bruits, des pensées. Ne forcez rien, soyez bienveillante envers vous-même. Peu à peu, votre concentration va s'améliorer et vous serez surprise de la qualité de votre attention.

9. Plus le temps passe, plus je me sens stressée. Que me conseillez-vous ?

Si vous avez le sentiment que vous ne faites pas face à vos inquiétudes,

parlez-en avec votre sage-femme, votre obstétricien et consultez un sophrologue ou un psychologue. L'attente d'un enfant fait parfois remonter des éléments refoulés. Partagez aussi vos ressentis avec votre conjoint, exprimez ce que l'on ressent permet de s'alléger.
Pratiquez régulièrement les exercices de libération des tensions.

10. Quand je me sens bien, je suis moins motivée pour m'entraîner. Est-ce gênant ?

Il est possible de faire des pauses durant le programme, mais je vous invite à conserver une certaine régularité dans votre pratique. Vous en percevrez ainsi tous les bénéfices.

11. Je ne souhaite pas accoucher sous péridurale, ce programme peut-il m'y aider ?

Ce programme sera une aide précieuse. Des séances régulières en cabinet sont également souhaitables pour bénéficier d'un accompagnement parfaitement adapté à vos besoins. Le sophrologue tiendra compte de la façon dont vous anticipez votre accouchement. Il vous proposera des séances sur mesure.

CHAPITRE 5

TROISIÈME TRIMESTRE DE MA GROSSESSE : LE TEMPS DE LA PRÉPARATION À LA NAISSANCE

La naissance de votre enfant se rapproche, plus que quelques semaines avant de le tenir dans vos bras ! Ces trois derniers mois sont l'occasion d'être encore plus attentive à vous-même pour arriver être en pleine forme au moment de la naissance. C'est le moment de cultiver le calme !

Votre bébé continue de grandir et de prendre du poids. Sa couche graisseuse sous-cutanée s'épaissit.

Au sixième mois, il est capable d'ouvrir les yeux. Il est de plus en plus sensible à l'alternance jour-nuit et il bouge de plus en plus. Ses mouvements sont plus intenses, plus variés, il entretient sa musculature. Il réagit parfaitement à votre voix et à celles de votre entourage. Les sons de votre corps lui sont familiers.

Au septième mois, votre bébé entre dans le stade final de sa formation. Il suce son pouce et explore plus particulièrement ses sens du goût et de l'odorat. Il occupe presque tout l'espace et se prépare à se retourner pour se placer la tête en bas.
Votre utérus s'adapte à la taille de votre bébé, il appuie de plus en plus sur votre diaphragme. C'est la raison pour laquelle vous pouvez vous sentir essoufflée. Il devient aussi plus difficile de prendre de grandes inspirations. La solution est de ne rien forcer, laissez faire votre souffle tel qu'il est et détendez-vous.
La troisième échographie sera réalisée à la fin du septième mois. À nouveau, l'échographiste vérifiera les différents organes, la croissance de votre bébé, la place qu'il occupe et la quantité de liquide amniotique.

Vous savez maintenant que l'association de visualisations précises et de pensées positives vous permettra d'être plus sereine le jour du rendez-vous.

Au huitième mois, le squelette de votre bébé durcit, excepté les os de son crâne qui restent souples pour faciliter l'accouchement. Ses organes internes arrivent à maturité. Ses mouvements sont de plus en plus limités puisqu'il occupe presque toute la place de votre utérus. Bébé boit de plus en plus de liquide amniotique. Il produit donc plus d'urine, vos reins et votre placenta travaillent plus pour l'éliminer. Vous devez à votre tour boire un peu plus pour aider votre corps.

L'approche de la naissance de votre bébé suscite probablement de l'impatience, de la joie mais aussi des appréhensions, des questionnements à propos de l'accouchement et de la manière dont vous allez le vivre. Vous vous interrogez sur votre rôle de mère, sur la façon dont vous allez mener votre vie professionnelle et votre vie personnelle, votre organisation, surtout si vous êtes déjà maman. Votre esprit est très agité.
Toutes ces pensées sont normales, que vous ayez déjà vécu une grossesse ou non. Essayez tout de même de ne pas vous laisser envahir par toutes ces pensées en vous projetant sans cesse dans l'avenir. Prenez le temps de vivre chaque étape, chaque instant, pour ne rien manquer de cette grossesse qui est unique. La naissance de votre enfant va effectivement bouleverser votre vie. Elle va vous apporter d'immenses joies mais elle va nécessiter une grande énergie, surtout les premiers mois qui suivront la naissance de votre enfant.

> « Lorsque l'enfant paraît, le cercle de famille
> Applaudit à grands cris
> Son doux regard qui brille
> Fait briller tous les yeux,
> Et les plus tristes fonts, les plus souillés peut-être,
> Se dérident soudain à voir l'enfant paraître,
> Innocent et joyeux. »
> *Victor Hugo*

Cultiver le calme par une pratique régulière

Poursuivre plus que jamais votre pratique et la renforcer est nécessaire pour veiller à votre équilibre émotionnel !

Vous subissez un tourbillon hormonal impressionnant :

- le cortisol (hormone du stress) vous rend irritable et hypersensible ;
- la progestérone vous amène à plus de somnolence ;
- les œstrogènes ont un effet excitant ;
- la prolactine (hormone de l'allaitement) a tendance à vous relaxer ;
- la dopamine est présente dans les moments de plaisir.

Afin de continuer à bien prendre soin de vous pour être en pleine forme le jour de la naissance, vous donnez toute la place possible à des moments de détente, de relaxation profonde, à une alimentation saine et équilibrée et à une activité physique douce.

Le témoignage d'Isabelle, 35 ans

La sophrologie m'a apporté énormément de choses, mais surtout la patience dont je manquais pour être à mon écoute et à l'écoute de mon bébé. J'ai pu accepter de prendre du temps pour moi et pour lui. J'ai arrêté de courir partout pour me consacrer à l'essentiel, sans aucune culpabilité. J'ai développé des aptitudes comme le calme, la confiance et l'optimisme. Tout cela m'a été d'une grande utilité dans ma vie professionnelle. »

Je vous invite dès maintenant à adopter les bons réflexes :

Conservez la bonne posture

Évitez les stations debout prolongées et tenez-vous droite le plus souvent possible en basculant légèrement votre bassin vers l'avant, pour protéger votre dos d'une cambrure trop prononcée.

Vous pouvez faire cet exercice debout en synchronisant votre respiration au mouvement : à l'inspiration, votre pubis recule et votre dos se creuse ; à l'expiration, votre pubis revient vers le haut et la cambrure s'efface. Vous faciliterez

la bascule du bassin en fléchissant légèrement vos genoux.
À la fin du huitième mois, votre bébé peut peser 2,5 kilos. Ce poids a tendance à déplacer votre centre de gravité.
Ne portez pas d'objets lourds et ne faites pas trop d'efforts les bras en l'air. Faites-vous aider.

Surveillez votre circulation sanguine

Assise, évitez de croiser vos jambes et, lors de vos pauses, allongez-vous en les surélevant. Vous faciliterez le retour veineux. Votre circulation sanguine s'est modifiée durant votre grossesse et votre utérus appuie sur votre bassin en comprimant votre système veineux.
Les bas de contention prescrits par votre médecin vous soulageront.

Conservez une alimentation équilibrée

Bébé puise dans vos réserves. Vos repas fractionnés vous aideront à retrouver de l'énergie lorsque vous vous sentez fatiguée. Favorisez la consommation d'aliments riches en vitamines et en oligoéléments. Veillez toujours à une alimentation saine et variée. À ce stade de votre grossesse, 200 calories de plus par jour sont nécessaires. Votre consommation d'eau et de fibres sera adaptée à vos besoins et suffisamment importante pour éviter les désagréments tels que la constipation.

L'avis de la sage-femme

« *Respirer, expirer, assouplir son bassin, prendre conscience de son périnée et libérer ses tensions, prendre conscience de son chemin vaginal souple et robuste, de sa vulve, dernière porte que Bébé ouvrira pour découvrir le monde… Tous ces éléments sont importants à l'approche de la naissance. De même que réfléchir aux valeurs que les parents souhaitent transmettre à leur enfant, prendre confiance et avoir confiance en son enfant qui saura guider ses parents pour l'accompagner chaque jour et chaque nuit.* »

Je prends tout mon temps !

Continuez à cultiver la lenteur chaque fois que cela sera possible.
Des promenades, des moments d'attention et d'ancrage à votre respiration, des temps de relaxation, des instants de connexion avec votre bébé, et bien sûr tous les moments plaisir que vous pourrez vous offrir. N'oubliez pas les moments privilégiés pour vous retrouver avec votre conjoint car il peut avoir le sentiment d'être mis à l'écart du duo maman-bébé.
Prenez conscience que votre bien-être est plus important que tout le reste !

Mentalement, c'est l'effervescence !
L'impatience se mêle aux doutes, la joie se mêle à l'anxiété. Vos pensées se focalisent sur votre accouchement, d'innombrables questions vous hantent. Un vrai tourbillon émotionnel !
Si c'est une première fois pour vous, cette appréhension est totalement normale. Il s'agit du bon stress, qui permet de mobiliser vos ressources profondes pour vous adapter à cet événement.

L'avis de la sage-femme

Sexo : pendant ce troisième trimestre votre corps s'est alourdi, votre bébé est chaque jour plus présent, vos mouvements sont peut-être moins vifs. Rien ne contre-indique la persistance des rapports sexuels jusqu'à l'accouchement, seule votre envie ou non sera à prendre en compte. Souvent, vous pourrez préférer des moments de tendresse et de câlins.

Si ce n'est pas déjà fait, pensez à choisir le prénom de votre enfant, à préparer sa chambre et à acheter ses premiers vêtements. Vos journées sont bien remplies.
Vos nuits sont plus agitées, probablement interrompues par l'envie d'uriner, des douleurs de dos ou tout simplement la difficulté à trouver une position qui vous convient.
Votre ostéopathe peut vous aider à remédier aux désagréments de cette fin de grossesse.
Vous pouvez vous sentir un peu plus fatiguée ; la meilleure manière de récupérer est de faire une petite sieste après votre déjeuner, entre 15 minutes et 1 heure 30, le temps idéal pour une récupération maximale.

Les exercices proposés précédemment pourront être poursuivis pour mieux gérer vos émotions et récupérer de vos nuits écourtées.
Je vais également vous guider pour vous aider à préparer le plus positivement possible le grand jour, celui de la naissance de votre enfant.

Je respire et je retrouve mon ancre

J'ai précédemment évoqué le volume qu'a pris votre utérus ; il comprime votre diaphragme et réduit l'espace de votre cage thoracique. Il est possible que vous vous sentiez facilement essoufflée. Les respirations profondes seront un peu plus inconfortables mais votre souffle peut rester votre allié.
Il suffit d'orienter votre attention à l'endroit qui vous convient le mieux, la respiration nasale par exemple.

MA SÉANCE SOPHRO

Séance 14 : Je me concentre sur mon souffle

Dans le CD : Piste 10

- Chaque jour, prenez un moment tout simplement pour vous arrêter. Choisissez la posture qui vous convient le mieux, assise ou allongée, et prenez plaisir à revenir au « mode être ».
- Si vous êtes assise, le dos est appuyé contre le dossier, la colonne vertébrale redressée, sans tension musculaire, et la tête en équilibre dans l'axe vertical. Acceptez de ne pas avoir terminé ce que vous aviez entrepris, car si vous attendez le moment idéal pour vous reposer, vous risquez de ne jamais le faire. Donner du temps au temps n'est-il pas la chose la plus importante ?
- Profitez de ne rien faire pour vous reconnecter à votre respiration et observer ce qui ce passe en vous. De quelle manière vivez-vous votre corps et la présence de votre enfant ? Quelles pensées vous occupent ?
  Lâchez prise en accueillant pleinement le moment présent (perceptions, ressentis, pensées…). Cette pause vous aidera à porter un regard différent sur les activités qui suivront et ne vous prendra pas beaucoup de temps.
  Si vous vous sentez bien dans cette attention au souffle, habituez-vous à sentir votre respiration abdominale. Elle répond d'une manière optimale aux besoins d'oxygénation de votre bébé ainsi qu'à vos besoins.
- Afin d'accompagner les contractions le jour de votre accouchement, entraînez-vous à allonger vos expirations, sans forcer, en respectant votre rythme puis en allongeant d'une ou de deux secondes chacune de vos expirations.
  En fin de travail respiratoire, retrouvez quelques instants votre lieu-ressource, il suffira à générer un bien-être supplémentaire.

- **Bénéfices**
  Cultiver le calme et être plus présente à vous-même et à votre enfant.
- **Durée**
  Quelques minutes.

Vous avez physiquement et mentalement inscrit en vous des réflexes de détente. Vous reviendrez de plus en plus fréquemment à ces périodes de relaxation profonde pour favoriser le relâchement de votre ventre et du bas de votre dos.
Les contractions de cette période seront un bon entraînement pour vivre les contractions le plus détendue possible. Nous en reparlerons un peu plus loin dans ce chapitre.

C'est le moment d'apprendre à vous « alléger ». Bébé pèse 2 à 3 kilos ! Vous avez déjà perçu cette légèreté durant les pratiques de relaxation.
À certains moments, les sensations ressemblent à une légère lourdeur puis, progressivement, ces sensations rendent le corps presque imperceptible.
Selon les mamans qui suivent mes ateliers, il s'agit du seul moment où elles ne sentent plus le poids de leur bébé et de leur corps. Les douleurs du bas du dos, du bas-ventre ou des jambes disparaissent au profit d'une agréable légèreté.

Je cultive le lâcher-prise

Il n'est pas toujours facile d'être une maman zen. La grossesse, l'accouchement, l'éducation d'un enfant impliquent des rebondissements et des surprises. Il vous arrive d'être très en colère ou contrariée, voir angoissée par un fait, une information, un ressenti.
Il est nécessaire de prendre un temps pour « être » avec ses sentiments négatifs et cesser de tout vouloir contrôler, de tout vouloir changer. En adoptant cette attitude, vous cultivez « l'acceptation ». En cessant de vouloir à tout prix que les choses soient exactement comme vous le souhaitez, ou comme vous l'aviez prévu, et en vous laissant porter par ce que vous ne pouvez pas changer, vous vous facilitez la vie !
Plus vous pratiquerez ce petit pas de côté, plus vous l'apprécierez.

Le jour de la naissance de votre enfant, vous n'aurez d'autre choix que d'accepter les gestes médicaux nécessaires au bon déroulement de votre accouchement. Qu'il s'agisse d'une épisiotomie, des forceps ou d'une césarienne, vous pourrez garder à l'esprit que la raison de votre présence dans cette salle d'accouchement est la rencontre avec votre bébé.

Quelle que soit la façon dont votre enfant va naître, vous pouvez continuer à être pleinement avec lui, à visualiser votre lien de cœur à cœur et à l'entourer de toute votre attention. Ce lien mental reste fondamental durant la naissance. Efforcez-vous d'être là, dans l'instant, pour vivre pleinement ce moment totalement unique.
Et imaginez la présence de votre enfant dans vos bras dans quelques heures, quelques minutes.

C'est pour vivre cette fabuleuse rencontre que vous vous trouvez dans cette salle d'accouchement.

Apprenons maintenant un moyen de se distancier pour mieux faire face aux événements.

MA SÉANCE SOPHRO

Séance 15 : Je prends de la distance avec les événements

- Assise ou allongée, en tenue confortable et dans le calme, détendez votre corps sans forcer quoi que ce soit.
- Après quelques instants d'ancrage au souffle, vous pouvez imaginer vos bras comme de grandes ailes d'oiseau, que vous déployez lentement pour les mettre en mouvement mentalement. Vous rêvez que vous êtes un oiseau et vous vous envolez aussi haut que vous le voulez.
- Écoutez votre intuition, laissez-vous guider par vos envies. Vivez votre envol avec tout votre corps, tous vos sens afin de profiter pleinement de la légèreté ressentie.

  Profitez-en pour planer, virevolter dans l'air, l'espace devient un immense terrain de jeu pour intérioriser cette liberté de mouvement et favoriser un peu plus votre détente.
- Les sensations émanant de cette expérience favorisent un sentiment de légèreté. Souvenez-vous que toute idée, toute pensée se transforme en réalité en vous. Il suffit de le vivre comme si c'était vrai. Cette légèreté viendra équilibrer les sensations de lourdeur de fin de grossesse.

  Regardez les espaces de nature qui défilent sous vos yeux. Étonnez-vous de ce que vous découvrez.

  Regardez-vous ensuite agir, observez-vous de haut, surtout les situations qui vous stressent s'il y en a. Voir les situations d'en haut vous oriente vers plus de lâcher-prise, les choses paraissent plus légères.
- Après ce « pas de côté », imaginez-vous ensuite descendre tranquillement vers un endroit qui vous plaît. Votre lieu-ressource peut-être, ou un lieu différent. L'important est que vous vous y sentiez bien.
- Laissez la détente vous envahir, puis revenez dans l'espace que vous occupez, consciente de votre corps, de votre bébé, du confort et de la sérénité pleinement perceptibles que vous venez d'installer.

Si l'air n'est pas votre élément, si vous avez le vertige par exemple, laissez-vous emporter par votre imaginaire dans l'eau, pour nager ou faire la planche. L'eau vous allégera également et vous aidera à « oublier » quelques instants vos inquiétudes.

- **Bénéfices**
  Cette pratique est une invitation à prendre de la hauteur. Elle vous entraîne vers plus de lâcher-prise vis-à-vis de ce qui peut vous contrarier ou faire naître des émotions intenses.
- **Durée**
  5 à 10 minutes.
- **Fréquence**
  Chaque jour, si vous le souhaitez.

Je conserve des nuits sereines à cette période de ma grossesse

Votre bébé occupe de plus en plus d'espace et trouver la position idéale dans votre lit n'est pas évident. Vos pensées s'orientent fréquemment vers le moment de la naissance et l'après… L'impatience se mêle aux appréhensions, la fatigue vous rend plus sensible.

Les pauses de la journée, ainsi que vos activités, apaisent votre esprit, vous aident à défocaliser, mais la nuit vous avez le sentiment que tout se remet en route : le mental s'agite de plus belle.
Évitez de penser à vos réveils nocturnes afin de ne pas les « programmer », vous verrez bien le moment venu s'ils ont lieu. Toutes vos nuits ne seront pas forcément sur le même schéma. En y pensant vous risquez d'installer des croyances.

Petit récapitulatif pour un meilleur sommeil

Vous disposez maintenant dans votre « boîte à outils » de plusieurs techniques pour être une maman zen :

- l'attention et l'ancrage à votre respiration ;
- les intentions de détente et la relaxation pour stimuler un sommeil réparateur ;
- votre lieu-ressource pour aborder la nuit avec calme ;
- les sensations de lourdeur ou de légèreté selon vos besoins ;
- l'activation de pensées positives ;
- le lien de cœur à cœur avec votre bébé.

Le témoignage d'Audrey, 26 ans

La fatigue m'empêchait d'aller au bout des exercices, je m'endormais avant la fin… Pour rester éveillée j'ai changé de position, ai préféré m'asseoir plutôt que m'allonger. Et lorsque je sentais que je m'assoupissais, je décollais mon dos du dossier, en prenant une grande inspiration. Un petit geste simple, mais très efficace !

Lorsque le sommeil tarde, rappelez-vous qu'il est inutile de vouloir à tout prix dormir, cela ne fera que retarder le moment du lâcher-prise.
Vous pouvez associer à vos nuits celles de votre enfant, en l'imaginant dormir tranquillement. Cela représente pour lui une invitation à se synchroniser à votre propre rythme.

À ce stade de votre grossesse, les contractions sont de plus en plus nombreuses, c'est donc le moment de vous préparer à les vivre dans le meilleur état d'esprit qui soit.
L'accouchement est un acte parfaitement naturel et, comme je vous l'ai dit au début de ce livre, votre corps sait faire. Néanmoins, cet événement reste souvent anxiogène et soulève de nombreuses interrogations.

L'exercice qui va suivre vous invite à vivre vos contractions dans la meilleure détente possible.
Exercez-vous aussi souvent que vous le souhaitez et de plus en plus fréquemment à l'approche du grand jour.
Au cas où une césarienne serait déjà programmée, cet exercice vous permettra d'accompagner les contractions de la grossesse et d'apprendre à cultiver votre calme.

Le témoignage d'Alice, 31 ans

« *Le recours aux images des vagues et de la bouée qui représente un ancrage fort est un exercice particulièrement efficace lorsqu'il est combiné à des exercices de respiration. Les exercices de visualisation de l'accouchement permettent également de se préparer sereinement à accueillir les situations imprévisibles liées à l'accouchement. À cet égard, la sophrologie permet de se préparer à faire face à ce moment si crucial dans la vie d'une femme tout en évitant l'écueil de le fantasmer et de l'idéaliser.* »

MA SÉANCE SOPHRO

Séance 16 : Je vis les contractions comme des vagues*

Dans le CD : Piste 11

- Installée le plus confortablement possible, orientez toute votre attention sur votre corps et retrouvez la sensation de vos points d'appui, de vos contours et de vos formes. Vos mains peuvent se poser sur votre ventre, le caresser si vous en ressentez l'envie.
- Puis laissez votre intention de détente se promener sur chaque partie de votre corps, comme vous savez déjà le faire, et utilisez chaque mouvement d'expiration pour entraîner les tensions inutiles. Vous êtes à l'écoute de votre respiration libre, fluide et spacieuse.

  Plus votre corps sera relâché, plus vous serez disponible pour vous-même et pour votre enfant.
- À force d'expérience, votre niveau de détente peut s'intensifier au point de vous sentir tout au bord du sommeil. Prenez du temps pour « écouter » et ressentir toutes ces signaux liés à votre état de relaxation.

  C'est un moment de récupération que vous aurez plaisir à retrouver au retour à la maison.
- Retrouvez ensuite le lien avec votre bébé, mettez-vous à son écoute pour saisir toutes les sensations liées à sa présence. Un moment précieux pour vous deux.
- Les contractions comme des vagues…

  Imaginez-vous ensuite sur une plage, peut-être un lieu que vous connaissez déjà. Confortablement installée, assise ou allongée, vous regardez les vagues aller et venir. Elles sont petites, irrégulières. La mer est aussi calme que votre corps.
- Au loin, une petite bouée flotte, vous remarquez sa couleur.
- Ces vagues sont comme vos premières contractions.

  Puis le vent se lève et les vagues deviennent de plus en plus hautes, vous vous y adaptez en respirant lentement. Accompagnez chaque vague avec votre souffle et relâchez votre corps de plus en plus entre chaque va-et-vient. Retrouvez le lien avec votre bébé. Vous faites équipe ! Votre respiration suit le rythme des vagues et s'adapte petit à petit.

Les vagues grandissent encore et encore... Vous retrouvez la bouée au loin et n'offrez aucune résistance à la contraction. Quand la vague est puissante, elle reste malgré tout localisée dans le bas du corps, le mental peut rester calme.

Rappelez-vous que les contractions favorisent l'ouverture de votre col et qu'elles vous rapprochent chaque fois de l'arrivée de votre bébé. Imaginez que le temps de la contraction passe comme un éclair, ce qui vous laisse un long moment entre deux contractions pour vous reposer et vous détendre. Vous pouvez être heureuse de chacune de ces vagues qui vous rapprochent de votre objectif...

- Chaque vague s'étale sur le sable, chaque vague a un début, une durée, une fin et chaque fois, vous retrouvez un moment de calme pour récupérer.
- Le caractère éphémère de toute chose est une notion à retenir. Après la tempête viendra le calme, la mer redeviendra lisse comme un miroir.

Vous aurez alors l'immense bonheur de tenir votre enfant dans vos bras !

- **Bénéfices**

Accueillir les contractions comme un phénomène positif et aidant pour éviter de lutter contre.

- **Durée**

Entre 5 et 10 minutes.

- **Fréquence**

À pratiquer de plus en plus à l'approche du terme.

*Méthode qui s'inspire des enseignements d'Elisabeth Raoul (*Préparation sophrologique à la naissance : en 7 leçons,* Interéditions, 2010).

Il ne vous reste plus maintenant qu'à découvrir les aspects de la préparation mentale et d'apprendre à vous servir de votre esprit.
Vous souhaitez vivre pleinement et sereinement l'arrivée de votre enfant ? Vous avez déjà des « trésors » en vous ! Toutes vos ressources personnelles et vos qualités. Tout est déjà là !

Vous êtes maintenant dans votre neuvième mois. Votre enfant ne grandit quasiment plus. S'il se présente la tête en bas, vous sentez de plus en plus la pression de sa tête sur le col de votre utérus. Les contractions se multiplient. Il peut naître d'un jour à l'autre.

Alors, pourquoi ne pas me faire confiance ?

Ces quelques questions vont vous y aider :

- Qu'est-ce qui vous en empêche réellement ? Vous ? Les autres ? Les convictions que vous avez ? D'autres choses ?
- Votre rêve n'est-il pas de vivre merveilleusement bien la naissance de votre enfant ?
- Prenez quelques minutes pour exprimer mentalement votre objectif. Précisez-le et associez toutes les qualités que vous avez. Vous comprendrez que rien n'empêche que votre objectif se réalise, si ce n'est votre façon de penser…
- Que va vous permettre ce niveau de confiance durant votre séjour à la maternité ? Et après ?
- Qu'est-ce qui va changer dans votre vie de maman, de femme ?
- Comment pourriez-vous en profiter durant votre accouchement ? Lorsque vous serez chez vous avec votre bébé ?

L'avis de la sage-femme

La naissance, c'est l'ouverture du corps pour laisser passer bébé, l'ouverture du cœur pour l'accueillir, l'ouverture de l'esprit en toute confiance pour être prête à cette vie que vous allez accueillir.

N'hésitez pas à lister tous vos points forts et toutes vos réussites, ces points positifs viendront renforcer votre confiance. Vous aurez une idée de votre trésor personnel !

Votre conjoint sera là pour vous guider par ses gestes, ses caresses, ses paroles. Grâce à l'équipe médicale et à la sage-femme qui vous prendra en charge, vous serez coachée et encouragée pour faire de cette situation un moment exceptionnel.
Comme nous l'avons vu précédemment, une partie de votre cerveau agit de manière particulière, lorsque vous êtes en état de relaxation : cette part de vous ressent tout comme s'il s'agissait d'une réalité.
Nous utiliserons cette formidable capacité pour préparer votre accouchement. Si vous le vivez avec votre imaginaire, le jour de la naissance de votre enfant, votre inconscient pensera que vous l'avez déjà fait.

Attention !
Cette pratique ne se fera qu'au neuvième mois de votre grossesse. Le lien corps-mental est si efficace, que vous pourriez provoquer votre accouchement avant l'heure.

Le témoignage d'Oriane, 33 ans

« *J'ai vécu agréablement mes grossesses mais j'ai appréhendé mes accouchements à chaque fois. Le travail mental fait dans la plus grande sérénité m'a donné une grande confiance en ma capacité à accueillir mes bébés. Plusieurs jours de suite, j'ai imaginé le déroulement de ce moment précis : les premières contractions jusqu'à mon arrivée à la maternité, la prise en charge par la sage-femme et enfin le moment où mon enfant s'est engagé, en lui parlant pour l'encourager, le sentir, et me détendre le plus possible pour libérer son passage. À l'issue de ce travail mental régulier, mes accouchements se sont déroulés dans le calme et la détente, sans la moindre appréhension.* »

MA SÉANCE SOPHRO

Séance 17 : Je me prépare à la naissance

Dans le CD : Piste 12

- Installez-vous dans votre bulle de détente, du mieux que vous pouvez. Quelle que soit la profondeur de votre détente, votre cerveau intégrera les messages indiqués par votre imaginaire.
- Lorsque vous ressentez cet état confortable qui peut ressembler à un léger flottement, vous imaginez le début du travail chez vous, puis le départ pour la maternité, votre installation, puis l'accompagnement de la sage-femme, et enfin les contractions jusqu'à dilatation complète.
- Vous pouvez ensuite imaginer l'expulsion, l'arrivée de votre bébé, sa présence tout contre vous. Toutes ces visualisations seront ponctuées de connexions à votre bébé, en retrouvant le lien qui vous unit, en lui parlant intérieurement. Vous vous préparez à un vrai travail d'équipe. Il sentira vos encouragements. Votre enfant sait parfaitement faire, accordez-lui votre confiance.
- Votre bébé est maintenant tout contre vous. Imaginez le retour dans votre chambre et les câlins.

Il sera possible de vous entraîner avec l'accompagnement vocal ou en toute autonomie pour donner plus de temps à votre imaginaire sur les points qui vous paraissent importants.
Certains événements seront plus anxiogènes que d'autres ou vous amèneront à plus de questionnements. Il s'agit donc de faire un entraînement sur mesure, en adaptant cette pratique à vos besoins.

- **Bénéfices**
Comme pour les grands sportifs, vous préparer mentalement à vivre cet événement dans les meilleures conditions physiques et psychiques.
- **Durée :** *10 à 15 minutes.*
- **Fréquence :** *À pratiquer de plus en plus, à l'approche du terme.*

Le jour J, vous vous orienterez selon vos ressentis, à votre propre rythme. Si vous prévoyez d'emporter des enregistrements de vos musiques préférées, elles seront un support pour entrer dans un état de détente agréable ; votre corps connaît le chemin. Vos morceaux préférés vous porteront aisément et spontanément vers le niveau de relaxation souhaité.

Lorsque le rythme de vos contractions deviendra régulier, ce sera pour vous l'occasion de faire une vraie séance de relaxation, en silence ou en musique, ou même en prenant un bain.

Puis, les contractions se rapprochant, il sera temps de vous rendre à la maternité.

Après votre installation et l'examen par la sage-femme, vous retrouverez votre réflexe de détente en accompagnant chacune de vos contractions et en résistant le moins possible. Souvenez-vous de l'utilité de ces contractions : elles sont là pour vous rapprocher de l'arrivée de votre bébé !

La « plongée » dans la vague de contraction utérine se fera avec l'expiration. Si vous vous sentez à l'aise dans l'eau, vous imaginerez que vous plongez réellement dans la vague pour ressortir de l'autre côté. Et si l'eau n'est pas votre élément, vous imaginerez regarder un nageur-plongeur.

Votre respiration est un atout majeur face aux contractions.

Souvenez-vous également que chaque contraction a un début, une durée et une fin, qu'elle ne dure que quelques secondes à une minute et qu'entre chacune d'elles vous aurez du temps pour récupérer.

La façon dont vous allez vivre ce moment dépend de votre état d'esprit.

J'aide à l'ouverture de mon col

À faire uniquement après votre arrivée à la maternité.

Afin de favoriser l'ouverture de votre col, imaginez une magnifique fleur dont les pétales s'ouvrent délicatement à la lumière.

Laissez venir mentalement des détails, comme les couleurs ou le parfum de cette fleur et bien d'autres choses.... Vivez cette fleur comme si elle se trouvait devant vous.

Cette jolie métaphore sera une aide précieuse pour favoriser l'ouverture de votre col ou le passage de votre bébé car une partie de votre cerveau est totalement réceptive à ces images.

Votre « boîte à outils » est presque pleine.

À présent vous savez :

- respirer ;
- vous détendre ;
- vous relier à votre bébé ;
- visualiser les événements que vous souhaitez préparer ;
- prendre de plus en plus de recul et positiver.

Il ne vous reste plus que quelques astuces à apprendre pour modifier la perception de vos douleurs, si cela est nécessaire.

Je peux modifier la perception d'une douleur

Lorsque nous avons mal, nos émotions s'associent à ce ressenti et toute notre attention se porte à cet endroit précis de la douleur, sur lequel nous nous focalisons. La sensation devient alors de plus en plus pénible, voire insupportable. Nos pensées commentent, l'inquiétude grandit…

Une spirale se met en place, il devient alors très difficile de porter l'attention ailleurs. La charge émotionnelle est trop importante.

Un soulagement peut s'installer en prenant quelques respirations profondes, en s'évadant dans un souvenir agréable, votre lieu-ressource, ou bien en vous concentrant sur un objet imaginaire.

Vous vous éloignez mentalement de la douleur, ce qui vous permet d'en changer la perception. Pendant que l'esprit est occupé « ailleurs », l'inconfort diminue. Cette défocalisation vous fait oublier la sensation douloureuse.

J'imagine une sensation de froid autour de mon ventre

Nous sommes capables de transformer une réalité en imaginant tout autre chose. Lorsque vous avez chaud, entraînez-vous à ressentir de la fraîcheur en profitant de toute la richesse de votre imagination.

Les images et métaphores qui font sens avec cette sensation viendront spontanément créer un changement de perception et calmer la douleur. Cette modification de la perception va vous être très utile pour créer une analgésie.

- Exercez-vous en prenant un moment pour vous détendre, puis ancrez-vous sur votre respiration.
- Ensuite, imaginez que l'on dépose de la glace ou de la neige sur votre ventre en large couche. Cette couche glacée entoure tout votre ventre et modifie progressivement puis totalement votre perception. Votre ventre devient insensible, ainsi que le bas de votre dos. Retrouvez les sensations que vous avez connues enfant, lorsque vous étiez à la montagne et que vous faisiez un bonhomme de neige.

Faites confiance à toutes vos ressources, faites-vous confiance, vous allez vivre un moment inoubliable et riche d'émotions.

Votre valise doit être prête pour votre départ à la maternité.
Votre préparation physique et mentale vous permet d'arriver en pleine forme et confiante.

> « Vivre la naissance d'un enfant est notre chance la plus accessible de saisir le sens du mot miracle. »
>
> *Paul Carvel*

Le témoignage d'Adèle, 35 ans

Ce qui m'inquiétait le plus dans l'accouchement, ce sont les contractions. J'avais tellement souvent entendu dire par les femmes qui me sont proches que les contractions sont extrêmement douloureuses que j'en avais vraiment peur. La technique des vagues avec la bouée qui sert de repère a été formidable pour moi. J'ai gagné en confiance et bien compris que rien ne sert de résister. Je suis restée très calme jusqu'au bout.

LES RÉPONSES À VOS QUESTIONS

1. Je me sens sereine à l'idée d'accoucher. Dois-je tout de même m'entraîner aux pratiques du troisième trimestre ?
Toutes les techniques proposées dans ce livre sont des expériences qui peuvent vous amener à une meilleure connaissance de vous-même et à un lien plus fort avec votre bébé. Je vous invite à pratiquer tous les exercices au moins deux ou trois fois et vous pouvez ensuite retenir ceux qui vous conviennent le mieux si vous devez faire un choix.

2. Depuis que j'ai commencé la sophrologie, je me détends de plus en plus facilement. Est-ce que la pratique de la relaxation est toujours nécessaire ?
Cette pratique est la base de la sophrologie, elle est donc indispensable et peut être approfondie indéfiniment. Plus elle est facile pour vous, plus vous pouvez réduire votre temps de pratique si vous le souhaitez.

3. Il m'est impossible d'imaginer que mon accouchement va bien se passer. Je n'arrive pas à avoir des pensées positives à ce propos. Je me sens découragée !
Avec les techniques d'anticipations positives, la proposition est d'imaginer et non de croire. C'est précisément cet imaginaire qui peut vous amener vers des pensées plus équilibrées, et progressivement à plus de conviction et de confiance.
Si cela vous semble vraiment impossible, faites des pauses et reprenez votre entraînement avec beaucoup de bienveillance.

4. Lorsque je n'arrive pas à dormir, dois-je me lever ? Et les soirs où je m'imagine déjà mal dormir, que me conseillez-vous de faire ?
Avant de vous lever, vous pouvez pratiquer de petits exercices d'ancrage au corps et à la respiration, de la relaxation et des visualisations orientées vers votre lieu ressource. Si le temps vous paraît trop long, lisez ou levez-vous pour boire un verre d'eau. Puis, recouchez-vous sans tarder. Évitez également de regarder l'heure. D'autre part, c'est précisément cette pensée que vous allez mal dormir qui retarde votre endormissement. Reprenez tranquillement les exercices

d'anticipation positive : un état d'esprit positif peut changer votre expérience. Et ce n'est pas parce que vous avez mal dormi durant quelques jours que la situation ne peut pas changer.

5. Je n'arrive pas à changer mes pensées. Comment faire ?

Les techniques de visualisation ou d'anticipation ne nécessitent pas une croyance totale dans votre imaginaire qui est sans limite ! La pensée positive ou réaliste offre un regard différent sur les situations que vous vivez. Il s'agit de vous autoriser plusieurs cas de figure et plus particulièrement la situation la plus favorable. Votre inconscient fera le reste !

6. Au fil de ma pratique, mon lieu-ressource change. Quelquefois, un autre endroit s'impose. Dois-je me forcer à conserver mon lieu-ressource ?

Votre pratique évolue et votre imaginaire s'enrichit pour répondre à vos besoins du moment. Accueillez les images qui vous viennent, sans chercher à les changer de force. Votre lieu-ressource initial restera accessible quoi qu'il arrive.

7. Ma respiration n'est pas confortable, me concentrer dessus ne me détend pas…

En fin de grossesse, bébé prend tellement de place qu'il appuie de plus en plus sur votre diaphragme et la respiration peut devenir plus difficile. Dans ce cas, vous pouvez choisir un autre point d'attention, comme une partie de votre corps ou une image agréable. Essayez également de vous focaliser sur la respiration nasale.

8. Je suis angoissée à l'idée d'accoucher sans péridurale. J'imagine que l'anesthésiste ne sera pas forcément disponible pour moi. Comment me rassurer ?

Vous imaginez qu'il ne sera pas là, mais vous pourriez tout aussi bien imaginer qu'il sera là ! Cette pensée est une « pensée piège » qui fait monter votre niveau de stress. Si vous n'arrivez pas à nuancer cette pensée, parlez-en durant vos rendez-vous de suivi et n'hésitez pas à demander une séance individuelle à votre sophrologue.

9. Mon bébé se présente en siège, il est possible qu'un accouchement par voie basse soit difficile. Je suis terrorisée à l'idée d'une césarienne. Quels sont les exercices qui peuvent m'aider ?

Si vos angoisses sont ingérables, n'hésitez pas à en parler à votre obstétricien ou à votre sage-femme. Les exercices de respiration, de relaxation et d'anticipation positive peuvent vous aider.

Si vous ressentez le besoin d'être accompagnée, sollicitez un sophrologue spécialisé.

10. J'ai régulièrement des douleurs abdominales avec une sensation de pesanteur dans le bas-ventre. Qu'est-ce qui peut m'aider à mieux les gérer ?

Ce qui peut vous aider, c'est la relaxation globale et la respiration abdominale. Plus vous libérez votre ventre des tensions, plus la sensation de la douleur s'apaise.

Allongez-vous le plus souvent possible pour des micro-détentes et changez-vous les idées pour éviter de focaliser.

11. J'hésite encore à allaiter mon enfant mais je suis sûre que je vais culpabiliser si je ne le fais pas.

Quel que soit votre choix, ce qui est important pour votre bébé, c'est tout l'amour et toute l'attention qui accompagnent vos gestes et votre regard au quotidien. Il serait dommage de vous forcer à quelque chose que vous ne souhaitez pas.

CHAPITRE 6

MON BÉBÉ EST NÉ : LE TEMPS DE L'ACCUEIL

> « Il n'y a aucune recette pour devenir une mère parfaite
> mais il y a mille et une façons d'être une bonne mère. »
> *Jill Churchill*

Votre bébé est enfin là et vous êtes peut-être bouleversée par les émotions qui émergent et dans le même temps totalement émerveillée et fascinée par ce petit être que vous tenez dans vos bras.
Votre aventure se poursuit, agitée, intense, mais tellement belle !
Vous n'aviez pas imaginé des journées aussi remplies. Vous n'avez plus un instant de tranquillité, vous vous sentez débordée, submergée, parfois perdue ou découragée. Et si votre conjoint a repris le travail, vous pouvez vous sentir un peu seule.

Les pratiques pour rester sereine après la naissance

Durant les premiers jours et même les premières semaines qui suivent votre retour à la maison, la présence de votre conjoint est bienvenue. Son rôle est même primordial car il sera là pour vous soulager, vous seconder mais aussi pour s'investir dans son rôle de père et commencer à tisser des liens fort avec son enfant.
Ce sera aussi l'occasion pour lui de vous montrer tout l'amour qu'il a pour vous. Sa présence rassurante contribuera à renforcer votre couple. Et le fait de vous sentir accompagnée représente le meilleur remède contre le *baby blues*.
Chacun pourra à son rythme retrouver sa place dans cette nouvelle configuration familiale.

Faites-vous confiance, vous trouverez peu à peu le rythme qui vous convient. Si des questions importantes subsistent ou si vous êtes inquiète, n'hésitez pas à solliciter le pédiatre ou la sage-femme pour trouver des réponses fiables.

Je vis une parentalité en pleine conscience

Les moments d'échange et de partage avec votre enfant, tous les instants d'émerveillement vous permettent une présence attentive, qui enrichit le lien que vous avez mis en place dès le début de votre grossesse. Ce lien si fort qui s'est construit avec votre imaginaire est petit à petit devenu réalité et continue de grandir depuis que votre enfant est là, dans vos bras.

Pour le papa, c'est son investissement dans les soins au bébé et sa présence quotidienne qui lui permettront de construire cet attachement. L'occasion aussi d'apprivoiser tous ces changements de vie et de rythme, et de manifester son amour pour vous par de petites attentions.
Lorsque vous changez votre enfant, quand vous le nourrissez, le câlinez, le caressez, vous pouvez décider d'être pleinement là, à la fois avec vous et avec lui.
À l'écoute de vos sensations et de vos émotions avec toute la qualité d'attention que vous avez développée durant vos entraînements, vous retrouvez ces moments de pleine conscience si précieux durant ces premières semaines.
Vous pouvez toujours utiliser votre corps ou votre souffle comme support attentionnel mais votre enfant représente aussi un magnifique support d'attention.

Le témoignage de Sonia, 34 ans

Lorsque je suis rentrée chez moi avec mon bébé, j'étais très heureuse et dans le même temps je me sentais très triste, fatiguée, comme vidée de mon énergie. Une amie m'a donné les coordonnées de sa sophrologue. Dès le début des séances, j'ai ressenti une plus grande énergie. Je dormais mieux et j'étais beaucoup plus disponible pour mon bébé. M'occuper de lui était un vrai bonheur.

Le lien mère-enfant imaginé tout au long de la grossesse se concrétise et continue de se développer à chaque regard, chaque attention, chaque soin et chaque geste que vous portez à votre bébé.
Ce lien mère-enfant peut être des plus profonds et des plus intenses dès le premier instant où vous tiendrez votre enfant dans vos bras. Je partage avec vous cette magnifique citation de Christian Bobin : « Le visage d'une mère est pour l'enfant son premier livre d'images. »
Tous vos sourires, toutes vos expressions, toute la richesse de la communication non verbale seront pour lui d'une grande importance. Il se construit à travers vos regards et vos paroles. L'attachement est l'élément essentiel de sa bonne croissance physique et psychique.
Vous faciliterez cet attachement en multipliant le contact peau à peau. Ces tendres instants réguleront la température et le rythme cardiaque de votre bébé. Votre nouveau-né est également sensible à votre voix. Plus vous serez détendue, plus votre bébé sera calme. Si vous aimez chanter, votre voix douce et posée l'apaisera.

Chaque jour, un temps de pleine conscience sur votre respiration vous apaisera et continuera de vous aider à développer votre patience et à écouter cette petite voix intérieure qui vous guide pour faire face aux difficultés. Toutes ces aptitudes se sont accrues au fil de votre pratique, vous ont accompagnée tout au long de votre grossesse, elles vous serviront tout au long de votre vie.
Pour certaines femmes, la fatigue favorisée par la chute brutale des hormones et la grande fragilité ressentie après la naissance impliquent que ce lien soit plus lent à s'établir.
Surtout, ne vous laissez pas envahir par la culpabilité : quelques semaines sont parfois nécessaires pour que ce lien d'amour se mette en place. Donnez-vous le temps ! Cultivez la bienveillance envers vous-même !
L'expérience de la grossesse et de la naissance est si riche émotionnellement qu'elle peut être éprouvante et vous ne pouvez rien faire contre les variations de vos sécrétions hormonales.

À cette étape de l'aventure, vous ne pouvez pas négliger vos besoins de repos. Pour être au mieux de votre forme, il est intéressant de maintenir une pratique régulière, même courte, et de retrouver les techniques proposées au début de ce livre sur la manière de gérer votre stress. Celui qui vous rend nerveuse, irritable et tendue.
Une pratique quotidienne durant les six semaines qui suivent votre accouchement sera extrêmement bénéfique.

Chaque jour, pensez à :

- prendre des pauses, seule ou en couple ;
- vous offrir des temps de relaxation, des temps plaisir ;
- cultiver la pensée positive ;
- et, bien entendu, à demander du soutien, si cela est nécessaire. N'hésitez pas à déléguer pour les courses, les repas, le ménage…

Facilitez-vous la vie pour disposer de temps pour vous et votre enfant.
Si vous avez des aînés, ils auront aussi besoin de se retrouver seuls avec vous, pour une histoire, un câlin ou un temps d'échange. Ils ont besoin de sentir que vous les aimez toujours autant. Rassurez-les.

Le témoignage de Léa, 33 ans

Lorsque je suis rentrée chez moi, mon bébé pleurait beaucoup, je me remettais sans cesse en question et je doutais de ma capacité à être une bonne maman. Je me suis alors rappelé les mots de la sophrologue, toute cette boîte à outils à ma disposition et j'ai appris sur moi et sur ma capacité à revenir au calme malgré les pleurs de mon enfant. Je n'ai plus cherché à être une mère parfaite.

Pour mon confort, un maître mot : l'organisation !

Chaque jour, vos gestes se répètent pour nourrir votre enfant, le baigner, le changer, le promener… Vous pouvez faire en sorte que ces moments soient confortables pour vous.

- Pensez organisation, fonctionnalité et ergonomie : en réorganisant la chambre de bébé, la salle de bains et le coin à langer par exemple.
- En faisant en sorte que tout soit à portée de main, les produits de soin, les changes… Vous n'aurez ainsi pas à courir aux quatre coins de votre appartement ou de votre maison. Vous gagnerez du temps et de l'énergie.
- Impliquez également les grands frères et les grandes sœurs en leur donnant quelques responsabilités adaptées à leur âge. Ils seront enchantés et seront fiers d'être considérés comme des « grands ».

Les grands moments de fatigue seront bientôt remplacés par des moments de grande forme.
Votre corps s'est adapté pendant les neuf mois de votre grossesse au développement de votre bébé. Il a maintenant besoin de temps pour retrouver son équilibre et sa vitalité.

L'avis de la sage-femme

« *Bébé est là, que de joie, de bonheur, devant cette réussite ! Mais aussi que de doutes, de fatigue, d'épuisement parfois. Il sera primordial pour vivre cette période intense, où tout converge vers le bébé, lui qui dépend entièrement de ses parents, de vous ménager des temps de repos. Quand ce sera possible, faites-le garder en toute confiance, pour vous échapper, vous retrouver, vous mais aussi votre couple.* »

Prendre soin de vous est tout aussi important à ce stade que prendre soin de votre bébé. Les mamans qui se relaxent souvent échappent plus facilement au *baby blues*. Quant aux papas, ils bénéficieront pleinement de cette détente pour être plus efficaces dans leur vie professionnelle. Vous pouvez poursuivre les entraînements à deux, cela créera un moment de complicité.

MA SÉANCE SOPHRO

Séance 18 : J'apprends à me relaxer rapidement pour retrouver l'énergie dont j'ai besoin

Mettre le corps au repos permet la récupération. Vous l'avez expérimenté en début de pratique, lorsque le corps est détendu, le mental se relâche aussi.

- Profitez des moments où votre bébé dort tranquillement pour fermer vous aussi vos yeux et vous concentrer sur votre respiration.
- Essayez d'être consciente de chaque instant d'inspiration et d'expiration. Si le sommeil vous gagne, c'est que vous en avez besoin. Ce temps est plus important que toutes les tâches matérielles qui vous attendent.
  Poursuivez votre mini-pause en détendant l'ensemble de votre corps de la même manière que vous l'avez appris au début de ce livre. Sans forcer, vous laisserez chaque muscle, chaque articulation se relâcher en commençant par votre tête et en faisant descendre votre intention de détente jusqu'à vos pieds.
- Si certaines parties de votre corps nécessitent une attention plus soutenue, n'hésitez pas à y passer plus de temps.
- Vous remarquez qu'à l'issue de ces quelques minutes, vous êtes déjà disponible et sereine.

Vous pourrez bien sûr répéter cette pratique plusieurs fois dans la journée. Pour compléter ou remplacer cette technique, votre lieu-ressource est toujours ancré. Il sera aisé pour vous de le faire revenir mentalement et de profiter de tous ses bienfaits, vous constaterez le retour au calme et à la sérénité.

Je veille au sommeil de mon bébé

Un nouveau-né dort entre 16 heures et 20 heures par jour. Son rythme dépend de sa faim et du fait qu'il soit un petit ou un gros dormeur.
Il est conseillé les six premiers mois d'installer son berceau dans votre chambre.
Les trois premiers mois, c'est vous qui vous adapterez à son rythme. Il ne vous laissera pas le choix car il n'a pas encore la capacité d'enchaîner plusieurs cycles de sommeil sans se nourrir.

Votre enfant a besoin que l'on respecte son sommeil, évitez de le réveiller parce qu'il n'a pas tété depuis longtemps ou parce que vous avez de la visite et que vous voulez le présenter. Vous pouvez lui faire confiance : lorsque votre bébé aura faim, il se réveillera de lui-même.
Ses cycles de sommeil sont précieux pour son bon développement. Néanmoins, pour l'habituer au cycle des jours et des nuits, n'exigez pas un silence total près de lui durant la journée, même s'il a besoin de calme.
Lorsqu'il se réveille pour ses tétées la nuit, parlez-lui peu et favorisez une lumière très douce, pour éviter de le stimuler.

Pour faciliter votre quotidien et respecter vos temps de repos, vous pouvez organiser les visites de votre famille et de vos amis. Ainsi vous ne serez pas débordée par un flux continu de personnes bien intentionnées mais qui n'ont aucunement conscience de votre besoin de tranquillité.

Le temps passé à la maternité est un temps de découverte et d'adaptation aux gestes nécessaires à tous les soins de votre bébé.
Lorsque vous vous retrouvez seule à la maison pour vous occuper de votre petit, votre intuition est comme toujours votre meilleure guide pour tous ces gestes.
Le premier câlin, sa première tétée ou son premier biberon, son premier bain…

Écoutez votre intuition et veillez aussi, pour toutes ces premières fois, à laisser un espace au papa pour qu'il puisse lui aussi s'adapter et découvrir les joies de la paternité, et ainsi nouer des liens solides avec son enfant.

Je nourris mon enfant

> « Ce petit être ne connaît absolument que notre sein.
> Il n'y a pour lui que ce point brillant dans le monde, il l'aime
> de toutes ses forces, il ne pense qu'à cette fontaine de vie,
> il y vient et s'en va pour dormir, il se réveille pour y retourner. »
>
> *Honoré de Balzac*

Vous avez peut-être longuement hésité et réfléchi aux avantages et inconvénients pour faire le choix du mode d'allaitement de votre enfant. Sans compter l'influence de l'entourage, la famille, les amis qui sont convaincus des bienfaits de l'allaitement maternel.
Si vous vous laissez influencer, il y a de fortes chances pour que vous regrettiez votre choix. Celui-ci doit correspondre à vos valeurs, à ce que vous souhaitez pour votre enfant mais aussi pour vous. L'allaitement maternel, s'il est vécu comme une contrainte, sera bien moins favorable à votre bébé qu'un biberon donné avec tendresse.

Pendant la période d'allaitement, les apports caloriques nécessaires sont équivalents à ceux de la grossesse car une dépense énergétique supplémentaire est requise. Votre lait est parfaitement adapté aux besoins de votre bébé, au développement de ses défenses immunitaires. Il change de goût en fonction de votre alimentation alors que le lait de vache sera toujours identique.
Néanmoins, si vous n'êtes pas à l'aise avec l'idée d'allaiter, suivez une fois encore votre intuition et déculpabilisez. Donner le biberon à votre enfant ne fera pas de vous une mauvaise mère.

Lorsque votre bébé pleure, il n'a pas forcément faim. Il a peut-être besoin de tendresse, peut-être mal au ventre… Ne vous précipitez pas pour lui donner à manger chaque fois qu'il pleure. La nourriture ne doit pas devenir une compensation.
Il arrive qu'on se sente dépassé par les cris d'un nouveau-né ; quand rien ne le calme et que vous avez tout essayé, les pleurs ininterrompus deviennent éprouvants.

Souvenez-vous que les pleurs sont son seul langage. Dans ces moments difficiles, laissez son papa ou un proche s'en occuper. N'attendez pas d'être totalement exaspérée et surtout, ne secouez jamais votre enfant.

MA SÉANCE SOPHRO

Séance 19 : Comment me libérer rapidement d'une émotion ?

Dans le CD : Piste 13

Si vous êtes à bout, rappelez-vous que les respirations profondes soulagent rapidement. N'hésitez pas à les pratiquer régulièrement pour libérer votre exaspération et votre colère.

Une autre possibilité est d'alterner les tensions et les détentes.

- Debout, les pieds à la largeur du bassin, inspirez profondément.
- Bloquez votre souffle et contractez simultanément tout votre corps.
- Relâchez l'ensemble dans l'expiration. Votre intention de vous libérer de tout ce qui vous encombre doit être bien présente. Vous répéterez ces respirations à trois ou quatre reprises.

Quelques gestes simples pour calmer mon bébé

Quelques techniques très simples sont souvent un bon remède aux pleurs de votre bébé. Il peut avoir besoin de sentir votre présence, d'être bercé ou encore massé.

Le portage

Il existe plusieurs manières de porter votre bébé contre vous. Le portage reproduit l'enveloppe de l'utérus, il rassure bébé qui retrouve les sensations de bercement qu'il ressentait dans votre ventre. Le portage répond aux besoins de proximité du bébé, une façon aussi de materner que le papa peut pleinement partager avec vous.

Le massage

Pour soulager votre bébé des coliques et inconforts digestifs, un massage doux autour de son nombril dans le sens des aiguilles d'une montre lui permettra de calmer ses cris. Vous pouvez demander conseil à votre ostéopathe pour faire ce massage correctement.

La succion

Elle est physiologique à cet âge. Dans votre ventre, bébé suçait déjà son pouce. Ses mains étaient proches de sa bouche. Ce besoin de succion est aussi important que le contact maternel.
Si vous n'êtes pas adepte des tétines, votre petit doigt fera l'affaire à condition qu'il soit propre et que votre ongle soit bien coupé. Sachez que si vous retirez la tétine à votre enfant avant son troisième mois, il n'y aura aucune dépendance.

La durée des tétées est variable, un nouveau-né tête en moyenne toutes les trois heures, mais quelquefois, il peut réclamer au bout d'une heure. Chaque bébé a des besoins différents, il y a des bébés gourmands et d'autres qui le sont moins. Mais faites-lui confiance, il prendra ce dont il a besoin.
Évitez simplement de le laisser s'endormir sur votre sein ou sur son biberon. Si bébé dort, c'est qu'il n'a plus faim.

Si vous avez choisi d'allaiter votre enfant et que les premières fois ont été difficiles, la technique d'anticipation positive apprise au deuxième trimestre de votre grossesse sera bien utile.
Dans la difficulté, nous avons tendance à créer des tensions physiques. Votre enfant le sentira et la relation affective qui s'établit durant les premiers instants risque d'être perturbée.

Pour remédier à cela, je vous propose trois techniques qui ne prennent que quelques minutes. La première est un exercice de respiration qui permet le relâchement de la nuque. La deuxième aide à libérer les tensions thoraciques et le diaphragme. La troisième est une technique d'anticipation positive d'allaitement.

Les trois séances suivantes vous aideront à continuer ces exercices en apprenant à stimuler votre lactation, à retrouver de l'énergie par une bonne respiration, et à retrouver un sommeil réparateur.

MES SÉANCES SOPHRO

Séance 20 : Je relâche ma nuque

Voici une première technique pour détendre votre nuque.

- Pour évacuer votre stress et libérer les tensions de votre nuque, confortablement allongée sur le dos, les jambes fléchies, laissez vos bras reposer le long de votre corps.
- La tête posée sur un coussin, tournez lentement la tête vers la droite puis vers la gauche en étant attentive à chaque sensation.
  Il n'y a pas à forcer le mouvement, mais à ressentir les micro-mouvements de votre nuque qui se relâche de plus en plus.
- Laissez également vos épaules au repos et si cela est possible, relâchez-les en les laissant délicatement s'abandonner au support.

À chaque tétée, soyez vigilante à la position de votre corps et à la détente de vos épaules afin d'éviter des tensions inutiles.
Il est préférable de choisir une position qui vous permette d'être détendue.
Prévoyez également un coussin pour soulager votre dos et vos bras. Il existe des coussins d'allaitement très confortables.

Séance 21 : Je détends mon diaphragme : la respiration thoracique

Votre diaphragme joue un rôle important dans votre posture et votre équilibre. Il est à l'intersection de toutes les chaînes musculaires.
Comme nous l'avons vu au début de ce livre, outre son rôle respiratoire, il relie votre thorax à votre abdomen. Il agit comme un piston. À l'inspiration, il s'abaisse, son état de tension augmente, puis il se soulève à l'expiration en se relâchant.

- Pour favoriser la respiration thoracique, allongez-vous sur le dos, un coussin sous la tête, les jambes fléchies, vos bras reposant le long de votre corps.
  Vous êtes attentive à chaque mouvement respiratoire, à la sensation d'ou-

verture thoracique et à celle, subtile, de la respiration dans le creux des aisselles.

- Imaginez l'air se diriger à cet endroit précis. Vous sentez les mouvements de vos omoplates et l'ouverture du haut de votre dos.
  À chaque respiration, le mouvement peut être de plus en plus ample et vous percevrez une sensation d'ouverture au niveau du sternum.

Séance 22 : Je veux allaiter sereinement : je pratique l'anticipation positive

Dans le CD : Piste 14

Voici un exercice qui vous permettra d'aborder l'allaitement paisiblement.

- Toujours installée confortablement, prenez le temps de vous relaxer. Cette connexion au corps est importante pour vous mettre dans les meilleures dispositions et rendre votre conscience plus réceptive aux suggestions positives.
- Imaginez la poursuite de l'allaitement de la meilleure manière qui soit. Ce n'est pas parce que les premiers instants ont été compliqués ou douloureux que la suite doit être semblable.
- Laissez se construire des images et des pensées en accord avec vos souhaits profonds. Vivez cet imaginaire avec votre corps. Sentez votre enfant contre vous et les émotions qui naissent de ce contact plein de tendresse. Vivez ce moment imaginaire tout en détails visuels, auditifs, kinesthésiques, olfactifs… En accueillant toutes vos émotions, comme si vous y étiez.

Les diverses anticipations vues dans ce programme vous ont montré à quel point le mental peut influencer votre corps. Toute situation stressante ou angoissante peut être préparée. Vous vous verrez chaque fois en train de la surmonter, ce qui développera vos aptitudes positives et constructives.
Cette pratique peut être utile si vous avez le sentiment de ne pas avoir assez de lait ou si la première montée de lait s'est trouvée contrariée par une mise au sein tardive.
La stimulation mentale est une manière simple de régler ces petits soucis.

Séance 23 : Je stimule ma lactation

- Pour cela, votre séance consistera à vous allonger confortablement, à relâcher les tensions et à ressentir une détente globale. Puis vous imaginez une jolie cascade qui coule abondamment. Peu à peu, l'eau se transforme en lait. Prenez le temps de regarder tout ce liquide et son mouvement.
- Imaginez ensuite vos seins remplis de lait, bien gonflés et votre bébé qui tête goulûment.

Vous pourrez répéter cette pratique aussi fréquemment que nécessaire.

La bienveillance est toujours de mise. Comprendre les besoins de votre enfant vous semblera peut-être difficile les premières semaines mais vous affinerez peu à peu votre capacité à saisir le sens de ses attitudes et de ses mimiques, à interpréter les intonations de ses pleurs. Vous deviendrez experte.

Séance 24 : J'apprends à bien respirer pour retrouver de l'énergie

Dans le CD : Piste 15

Voici une pratique pour maintenir votre dynamisme ou le retrouver. Elle utilise la respiration que nous avons évoquée au début de ce livre pour se recentrer et se détendre.

Ce souffle vital développe la confiance et la concentration, diminue le stress et l'anxiété et aide même au soulagement de la douleur. Il est l'interface entre le corps et le mental. Nous l'oublions régulièrement, le négligeons, alors que ses bienfaits sont nombreux.

L'énergie se manifeste sous forme de chaleur, le soleil, la pluie, le vent… toutes les forces de la nature. À l'intérieur de votre corps, l'influence la plus forte de cette respiration énergisante s'étend de vos poumons à votre cœur jusqu'à votre nez. Lorsque vous êtes épuisée émotionnellement et que vous faites preuve de beaucoup de négativité, lorsque vous êtes surmenée, vous perdez votre énergie.

Cette pratique vous aidera à la rééquilibrer et à vous recharger. Vous verrez qu'elle est facile à faire et ne prend que quelques minutes.

Choisissez une position agréable et sans tension, assise de préférence.

- Fermez doucement vos lèvres et inspirez lentement par le nez en comptant mentalement jusqu'à huit, puis expirez, toujours par le nez, en comptant jusqu'à huit.
- À nouveau, inspirez jusqu'à huit, mais cette fois vous visualisez l'énergie mêlée à l'air que vous inhalez comme de la lumière.
- Retenez votre respiration en comptant quatre temps et en imaginant que toute cette lumière circule dans votre corps.
- Exprirez ensuite par la bouche en comptant jusqu'à huit et en imaginant que toutes vos tensions et contrariétés quittent votre corps avec l'air que vous expirez.

Plusieurs fois dans la journée seront peut-être nécessaires si votre bébé pleure beaucoup et vous épuise.

Séance 25 : Comment tomber dans les bras de Morphée ?

Ceci une technique idéale pour retrouver un sommeil de qualité et lutter contre les insomnies.

- Allongée ou assise, effectuez une relaxation simple. Vous vous imaginez le soir au moment de votre coucher et vivez mentalement toutes vos habitudes jusqu'au moment où vous éteignez la lumière.
- Chaque moment d'expiration sera accompagné du mot « calme », ou d'un autre mot synonyme de tranquillité et de sérénité.
- En répétant cet exercice dans la journée, vous créez un ancrage et votre mot deviendra systématiquement le lien vers le sommeil.

Prendre soin de mon sommeil : une habitude à conserver précieusement

Grâce aux exercices de respiration, de conscience du corps, de relaxation et de visualisation pratiqués durant votre grossesse, vous savez vous endormir ou vous rendormir plus rapidement.
Lorsque la fatigue est intense, il arrive que ce soit plus compliqué. Je vous invite donc à reprendre cette pratique dont je vous rappelle les fondamentaux. Vous l'accompagnerez si cela vous convient de musique de façon ponctuelle afin d'apporter un plus et de varier les plaisirs.

Une relation de couple à réinventer

Votre nouveau rythme de vie peut vous désorienter : le peu de répit que vous avez et l'attention soutenue que vous devez porter à votre bébé rendent les moments d'intimité compliqués. L'équilibre entre le temps que vous pouvez vous offrir et vos obligations devient un vrai défi quotidien.
L'entrée dans la vie de parents nécessite bien des compromis. Exprimer ses émotions, échanger sur ses ressentis permet à chacun d'être attentif à l'autre et de répondre aux besoins du moment.
Malgré tout le bonheur de votre conjoint à être papa, il est souvent impatient de retrouver sa place d'amant et peut se sentir exclu de la relation fusionnelle que vous avez avec votre enfant. Une relation qui vous comble et qui fait que vous oubliez plus facilement votre conjoint.

L'avis de la sage-femme

Sexo : pendant quelque temps toute votre attention sera tournée vers votre bébé et votre nouveau travail de parent. Des moments pour vous ressourcer, vous réapproprier votre corps seront importants avant de le partager de nouveau avec votre compagnon. La reprise des rapports sexuels aura lieu quand vous vous sentirez prêt(e)s, mais en attendant vous aurez besoin de toute la tendresse et de l'attention pour récupérer et retrouver votre féminité.

Une femme a besoin de temps après son accouchement pour retrouver totalement son corps, un ventre plus ferme, une libido suffisante. Tout cela nécessite une redécouverte progressive de la sexualité et beaucoup de patience et de tendresse de la part de votre partenaire. Une communication sans tabou l'aidera à vous comprendre et à s'adapter.
La parentalité transforme inévitablement le couple les premiers temps, bébé prend toute la place et chacun doit être attentif à respecter l'espace de l'autre. Se donner du temps, communiquer, être à l'écoute de l'autre sont la meilleure clé pour se retrouver.

Je me sépare de mon enfant, tout en douceur

Depuis votre retour de la maternité vous vivez en parfaite symbiose avec votre bébé. Mais tôt ou tard, vous devrez vous séparer quelques heures pour vous rendre à des rendez-vous, des sorties et reprendre votre travail.

Certaines mamans ont un profond sentiment de culpabilité à cette idée. Elles ont l'impression d'abandonner leur enfant, se jugent comme de mauvaises mères, surtout si autour d'elles, leurs proches ont fait le choix de rester à la maison.

Quitter bébé nécessite de sortir d'un état fusionnel et rassurant. D'accepter la distance physique, de faire confiance à quelqu'un d'autre pour répondre aux besoins de son enfant.
Néanmoins, la séparation sera d'autant plus difficile si la maman est inquiète. Ses appréhensions vont se transmettre à son enfant qui vivra difficilement la séparation.
A contrario, une maman sereine et confiante créera chez son enfant un vrai climat de sécurité.
Les mamans ont souvent tendance à penser qu'elles sont les seules à pouvoir s'occuper parfaitement de leur petit. Pourtant, l'enfant apprend beaucoup de ces moments où il est en contact avec d'autres personnes. Il apprend à communiquer, élargit ses repères et ses centres d'intérêt, et surtout il construit son identité. La frustration ressentie l'aide à grandir et à le rendre plus autonome, plus indépendant.

Afin de faciliter la séparation, vous pouvez la préparer progressivement. Étape par étape, votre enfant gagnera en confiance. Il apprendra que votre absence n'est pas définitive, que se séparer n'est pas se perdre mais au contraire se retrouver avec joie.

Cependant, évitez les séparations brutales et ne partez jamais sans dire au revoir.

L'exercice d'anticipation positive que vous connaissez bien peut être adapté à cette situation. Il sera à répéter la veille de votre séparation et si nécessaire quelques jours avant.

MA SÉANCE SOPHRO

Séance 26 : Je me prépare mentalement pour une séparation en douceur

Cet exercice vous permettra d'aborder la future séparation avec votre bébé de façon sereine. Cela vous sera aussi utile à vous qu'à votre enfant, car il vous sentira calme et confiante.

- Assise ou allongée, le corps sans tension, concentrez-vous sur votre front, votre poitrine, votre ventre et laissez chaque zone de votre corps se détendre.
- Utilisez ensuite votre souffle pour évacuer vos appréhensions et toutes les pensées négatives que vous pouvez avoir vis-à-vis de cette séparation.
- Imaginez des retrouvailles pleines de joie, de câlins.
- Représentez-vous ensuite tout l'événement : le moment où vous expliquez à votre enfant que vous allez partir, les raisons de votre départ, votre plaisir de le retrouver bientôt à votre retour. Vous imaginez aussi brièvement ce que vous ferez pendant votre absence, puis votre retour et les émotions qui l'accompagnent.

Cette projection positive viendra consolider un climat de confiance. Plus votre enfant vous sentira sereine, plus il sera lui-même épanoui.

> « Une mère, c'est vaste comme le monde.
> Elle est l'univers de chaque enfant qu'elle a porté,
> un univers unique qu'elle a inventé à chaque maternité. »
>
> *Pierre Karch*

Et notre belle aventure se poursuit…

Découvertes, émerveillements, bienveillance, patience… Une aventure riche en émotions !

J'ai écrit ce livre afin de vous faire découvrir toute l'ampleur de vos capacités mentales et de vous offrir le petit plus qui rend la vie d'une future maman plus sereine. Tout au long de ce parcours, vous avez appris à retrouver un calme profond, un équilibre, à cultiver une écoute attentive de vous-même et de votre enfant, à accepter vos émotions, à les apaiser, à écouter votre intuition et à vous faire confiance.
Vous avez pris conscience de toutes vos ressources, de toutes vos forces.
Ces pratiques continueront de vous accompagner tout au long de votre vie personnelle et professionnelle, si vous poursuivez vos entraînements à votre rythme et si vous continuez à prendre soin de vous.
Rappelez-vous qu'il n'y a pas de moment idéal pour vous asseoir et vous retrouver. Saisissez toutes les opportunités !
Cette disponibilité pour vous-même et pour vos proches vous ouvrira à bien des possibilités et à une nouvelle liberté.

Les champs d'application de la sophrologie sont vastes.
La sélection que je vous ai proposée est la plus adaptée au domaine de la périnatalité mais elle ne représente qu'une infime partie de la sophrologie.
Si ce livre vous a donné envie de découvrir d'autres aspects de cet univers, vous pourrez chercher un sophrologue près de chez vous et continuer de pratiquer en individuel ou en groupe.

J'espère que cet ouvrage aura répondu à vos attentes, je suis ravie de vous avoir guidée pas à pas dans cette découverte et je me réjouis par avance du plaisir que vous pourrez prendre à pratiquer encore et encore.
Je vous souhaite tout le bonheur possible dans ce merveilleux parcours de la parentalité.

> « Un enfant ça rit, ça pleure : un enfant ça invente le bonheur. »
> *Romain Guilleaumes*

LES RÉPONSES À VOS QUESTIONS

1. Je me sens débordée par tout ce que j'ai à faire. Comment continuer à pratiquer ?

Si vous venez d'accoucher d'un premier enfant, vous avez besoin d'un peu de temps pour vous adapter à toutes ces tâches quotidiennes et aux soins à apporter à votre bébé. La notion de bienveillance est à nouveau à l'ordre du jour. Accepter tout cela est la meilleure façon de le dépasser. Donnez-vous le temps nécessaire et faites des exercices plus courts. Rien ne vous empêche de vous détendre et de respirer lorsque votre enfant est dans vos bras.

Votre bien-être reste prioritaire.

2. Mon bébé pleure beaucoup et je me sens dépassée. Quels conseils pouvez-vous me donner ?

Si votre enfant a été nourri et changé, si vous l'avez pris dans vos bras pour le bercer, le rassurer par des mots, des caresses, et que rien n'y fait, votre conjoint ou un proche peut prendre le relais pour vous soulager.

Si vous êtes seule avec lui, votre respiration sera votre ancrage pour un retour au calme, efforcez-vous de détendre votre corps malgré ses pleurs.

Si ces crises de larmes se répètent, et que vous vous sentez totalement démunie, parlez-en à votre pédiatre.

3. Je mets beaucoup de temps à m'endormir, j'appréhende d'être réveillée par les pleurs de mon bébé. Y a-t-il un exercice qui me permettrait de m'endormir plus vite ?

Il est évident que vos pensées jouent un rôle très important sur la possibilité de lâcher prise au moment de vous endormir. Vous pouvez vous entraîner à la relaxation et retrouver votre lieu-ressource pour éviter d'anticiper les réveils de votre bébé. Cette attitude de vigilance envers votre enfant est normale mais ne doit pas vous empêcher de dormir. Rapprochez le berceau de l'endroit où vous faites votre sieste si vous craignez de ne pas entendre votre bébé.

4. Trop envahie par mes émotions, je n'ai pas le sentiment de profiter pleinement de cette naissance. Est-ce normal ?

Chaque femme vit de manière différente la venue de son enfant. Certaines vont être pleines d'amour dès le premier contact avec leur bébé. D'autres vont mettre du temps pour que s'établisse ce lien fort. Tout cela se fera à votre rythme, laissez ce sentiment d'attachement se tisser doucement.

5. Je me demande sans cesse si je m'occupe correctement de mon enfant. Je n'ai pas confiance en moi. Comment puis-je y arriver ?

Vous devenez mère au fur et à mesure que votre enfant grandit. Donnez-vous du temps, il est inutile de vous imposer une pression. Votre enfant a surtout besoin d'une attention chaleureuse, peu importe que vos gestes soient parfaits ou non. Les pratiques du livre vous aideront à faire grandir votre confiance.

Votre intuition est votre meilleur guide, ne vous laissez pas influencer par des conseils ou des remarques de votre entourage qui ne vous semblent pas adaptés.

6. Mon accouchement ne s'est pas passé comme je l'avais imaginé, ces souvenirs m'envahissent de tristesse. Que puis-je faire ?

Pour vous libérer d'images qui vous reviennent sans cesse, l'hypnose peut vous aider. D'autre part, quelle que soit la manière dont s'est passé votre accouchement, accepter les faits est la meilleure façon de les dépasser. Chaque fois que vous revenez en arrière, efforcez-vous de donner de l'importance aux bons moments plutôt qu'aux mauvais.

7. Comment transmettre à mon bébé toute cette sérénité acquise grâce à mon entraînement ?

Vous avez sans doute remarqué que votre bébé est la plupart du temps très calme. Il a déjà appris durant toute votre grossesse. Parlez-lui d'une voix douce, chantez-lui des berceuses, écoutez de la musique et, plus tard, vous pourrez lui raconter des histoires et partager avec lui des visualisations qui l'aideront à s'apaiser.

CHAPITRE 7

LE PROGRAMME AUDIOGUIDÉ SÉANCE PAR SÉANCE

Piste 1 – Séance introductive

- **Durée :** 1'09

Bienvenue dans ces pratiques qui vous offrent la possibilité de libérer tout votre potentiel et vos ressources pour être des parents épanouis.

Séance à télécharger avec ce lien : *http://bit.ly/sophro-granger-intro*

Piste 2 – J'observe ma respiration

- **Durée :** 5'09

Debout, assise ou allongée, les yeux fermés ou non, comme c'est le plus agréable pour vous, apprenez à vous relier à votre respiration, à réduire votre stress et vos tensions.

Se concentrer sur la respiration permet d'aérer son mental et de se recentrer, en vivant pleinement chaque souffle.

Pour plus d'informations, vous pouvez retrouver cette séance dans le livre à la page 36.

Séance à télécharger avec ce lien : *http://bit.ly/sophro-granger-1*

Piste 3 – Je marche en pleine conscience

- **Durée :** 4'16

La marche permet, à travers sa dynamique du mouvement, de porter son attention sur son corps et sa présence en soi. Les pensées s'évaporent et l'on se concentre sur ses pas, l'un après l'autre. Privilégiez un lieu calme et inspirant pour pratiquer cette marche en conscience.

Pour plus d'informations, vous pouvez retrouver cette séance dans le livre à la page 37.

Séance à télécharger avec ce lien : *http://bit.ly/sophro-granger-2*

Piste 4 – Je me relaxe

- **Durée :** 8'51

Exercice essentiel à la pratique de la sophrologie, la relaxation vous permet de vous libérer des tensions du corps et du mental. Dans la position qui vous convient le mieux, laissez-vous allez à la détente et au lâcher-prise. Vivez ce moment comme un temps de repos, de pause, de relâchement. Observez la façon dont il s'installe en vous, les sentiments et émotions qu'il vous procure. Ne forcez rien, essayez de vous détendre, doucement.

Pour plus d'informations, vous pouvez retrouver cette séance dans le livre à la page 43.

Séance à télécharger avec ce lien : *http://bit.ly/sophro-granger-3*

Piste 5 – Je m'exerce au lâcher-prise

- **Durée :** 4'24

Faites l'expérience du lâcher-prise et de l'écoute de votre corps, à travers deux exercices.

Pour plus d'informations, vous pouvez retrouver cette séance dans le livre à la page 48.

Séance à télécharger avec ce lien : *http://bit.ly/sophro-granger-4*

Piste 6 – Je trouve mon « lieu-ressource »

- **Durée :** 5'37

Vous partez maintenant en voyage, afin de vous reconnecter à votre sensorialité. Vous allez également trouver votre lieu-ressource, ce lieu de bien-être et de repos que votre imaginaire va vous permettre de découvrir, qui vous aidera en cas d'inquiétude ou de stress.

Pour plus d'informations, vous pouvez retrouver cette séance dans le livre à la page 60.

Séance à télécharger avec ce lien : *http://bit.ly/sophro-granger-5*

Piste 7 – J'approfondis ma connexion avec mon bébé en me relaxant

• **Durée :** 5'07

Faites l'expérience nouvelle du retour au calme, à la rencontre de votre bébé. Vous allez apprendre à vous mettre en lien avec lui.

Pour plus d'informations, vous pouvez retrouver cette séance dans le livre à la page 80.

Séance à télécharger avec ce lien : *http://bit.ly/sophro-granger-6*

Piste 8 – J'apprends à me relaxer autrement

• **Durée :** 06'44

Par ce nouvel exercice de relaxation, apprenez à installer en vous des sensations de lourdeur et de chaleur, qui vous aideront à vous détendre et à vous endormir.

Votre mental se lie à votre corps pour vous aider à trouver un sommeil réparateur.

Pour plus d'informations, vous pouvez retrouver cette séance dans le livre à la page 84.

Séance à télécharger avec ce lien : *http://bit.ly/sophro-granger-7*

Piste 9 – Je me prépare à un événement

• **Durée :** 7'08

Avec l'aide de votre imaginaire, appréhendez plus positivement les événements de votre grossesse.

Créez un scénario pour votre prochaine examen, réaliste et positif, à l'aide de cet outil formidable qu'est l'esprit créatif humain.

Pour plus d'informations, vous pouvez retrouver cette séance dans le livre à la page 88.

Séance à télécharger avec ce lien : *http://bit.ly/sophro-granger-8*

Piste 10 – Je me concentre sur mon souffle

- **Durée :** 3'31

Cette séance vous aide à retrouver un moment de calme, une pause pour vous et votre bébé, même quelques minutes, que vous vous accordez afin de vous recentrer.

Pour plus d'informations, vous pouvez retrouver cette séance dans le livre à la page 102.

Séance à télécharger avec ce lien : *http://bit.ly/sophro-granger-9*

Piste 11 – Je vis les contractions comme des vagues

- **Durée :** 5'29

À l'approche du terme de votre grossesse, préparez-vous à accueillir les contractions comme des vagues, comme un mouvement naturel et positif, sans lutter contre.

Pour plus d'informations, vous pouvez retrouver cette séance dans le livre à la page 109.

Séance à télécharger avec ce lien : *http://bit.ly/sophro-granger-10*

Piste 12 – Je me prépare à la naissance

- **Durée :** 4'34

Cette séance – à ne pratiquer que quelques jours avant votre accouchement – va vous aider à anticiper de façon positive la naissance de votre bébé.

Pour plus d'informations, vous pouvez retrouver cette séance dans le livre à la page 113.

Séance à télécharger avec ce lien : *http://bit.ly/sophro-granger-11*

Piste 13 – Comment me libérer rapidement d'une émotion ?

• **Durée :** 02'52

Si vous vous sentez submergée par les émotions, vous pouvez pratiquer cet exercice qui vous aidera à atténuer ces émotions envahissantes et à vous en libérer.

Pour plus d'informations, vous pouvez retrouver cette séance dans le livre à la page 131.

Séance à télécharger avec ce lien : *http://bit.ly/sophro-granger-12*

Piste 14 – Je veux allaiter sereinement : je pratique l'anticipation positive

• **Durée :** 3'34

Pour les mères qui souhaitent allaiter en confiance, vous pouvez vous y préparer. Prenez votre temps et anticipez de façon positive et détendue le moment de complicité avec votre enfant.

Pour plus d'informations, vous pouvez retrouver cette séance dans le livre à la page 135.

Séance à télécharger avec ce lien : *http://bit.ly/sophro-granger-13*

Piste 15 – J'apprends à bien respirer pour retrouver de l'énergie

• **Durée :** 3'05

Confortablement installée, de préférence assise, retrouvez, grâce à cet exercice de respiration, l'énergie dont vous pouvez manquer après la naissance de votre bébé.

Pour plus d'informations, vous pouvez retrouver cette séance dans le livre à la page 137.

Séance à télécharger avec ce lien : *http://bit.ly/sophro-granger-14*

REMERCIEMENTS

Je remercie toutes les mamans et futures mamans que j'ai eu le bonheur d'accompagner et qui, par leurs retours positifs, m'ont encouragée à donner toujours plus et à écrire ce livre.
Merci au docteur Pierre Feltain, gynécologue-obstétricien, d'avoir préfacé ce livre.
Merci à Corinne Husson Audinet, sage-femme, sexologue et formatrice, qui exerce en libéral à Verrières-le-Buisson, pour ses conseils précieux.
Merci à tous deux pour la confiance qu'ils me témoignent.
Merci à Véronique Grall qui, avec un grand professionnalisme et beaucoup d'enthousiasme, a permis la réalisation de ce projet. Merci pour les moments d'échange enrichissants et pour la confiance qu'elle m'accorde.
Je remercie également mon éditeur et plus particulièrement Olivia Phélip et Mathilde Voïta pour leur écoute bienveillante.

TABLE DES MATIÈRES

Achevé d'imprimer en France par Pollina, Luçon - 88987
ISBN : 978-2-226-44267-3
N° d'édition : 23529/01
Dépôt légal : Mai 2019